LONGEVIDADE NO COTIDIANO

A arte de envelhecer bem

COLEÇÃO COTIDIANO

CIÊNCIA NO COTIDIANO • NATALIA PASTERNAK e CARLOS ORSI
DIREITO NO COTIDIANO • EDUARDO MUYLAERT
ECONOMIA NO COTIDIANO • ALEXANDRE SCHWARTSMAN
FEMINISMO NO COTIDIANO • MARLI GONÇALVES
FILOSOFIA DO COTIDIANO • LUIZ FELIPE PONDÉ
LONGEVIDADE NO COTIDIANO • MARIZA TAVARES
PSICOLOGIA NO COTIDIANO • NINA TABOADA

Proibida a reprodução total ou parcial em qualquer mídia
sem a autorização escrita da editora.
Os infratores estão sujeitos às penas da lei.

A Editora não é responsável pelo conteúdo deste livro.
A Autora conhece os fatos narrados, pelos quais é responsável,
assim como se responsabiliza pelos juízos emitidos.

Consulte nosso catálogo completo e últimos lançamentos em **www.editoracontexto.com.br**.

LONGEVIDADE NO COTIDIANO

A arte de envelhecer bem

MARIZA TAVARES

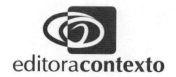

Copyright © 2020 da Autora

Todos os direitos desta edição reservados à
Editora Contexto (Editora Pinsky Ltda.)

Montagem de capa e diagramação
Gustavo S. Vilas Boas

Preparação de textos
Lilian Aquino

Revisão
Vitória Oliveira Lima

Dados Internacionais de Catalogação na Publicação (CIP)

Tavares, Mariza
Longevidade no cotidiano : a arte de envelhecer bem/
Mariza Tavares. – São Paulo : Contexto, 2020.
144 p.

ISBN 978-65-5541-001-3

1. Envelhecimento 2. Velhice 3. Saúde 4. Bem-estar 5. Trabalho
I. Título

20-2754   CDD 612.68

Angélica Ilacqua CRB-8/7057

Índice para catálogo sistemático:
1. Envelhecimento

2020

EDITORA CONTEXTO
Diretor editorial: *Jaime Pinsky*

Rua Dr. José Elias, 520 – Alto da Lapa
05083-030 – São Paulo – SP
PABX: (11) 3832 5838
contexto@editoracontexto.com.br
www.editoracontexto.com.br

"Gosto de conversar com os velhos. Penso que devemos aprender com eles, pois nos antecederam num caminho que iremos trilhar, para assim conhecermos como é: áspero e árduo, ou tranquilo e cômodo."

Sócrates, em *A República*, de Platão

Sumário

LONGEVIDADE E A REINVENÇÃO
DA VELHICE — 9

1. SAÚDE E BEM-ESTAR — 18

A velhice é mais prazerosa
e menos cara quando se é saudável — 19

O poder do exercício — 26

Não deixe que uma doença crônica
se aproprie de sua vida — 30

Precisamos falar sobre o álcool — 32

Maconha sem preconceito — 35

Solidão e depressão — 39

Demência, o fantasma que ronda todos nós — 42

Slow medicine, um novo tipo
de relacionamento com os médicos — 46

Cuidados paliativos
e diretivas antecipadas de vontade — 49

2. RELACIONAMENTOS E SEXO 54

Cultive laços, eles serão sua rede de proteção 55

Manual de etiqueta
para conviver com os filhos adultos 57

Os novos avós 63

Cuidando de pais idosos 66

Perdas e resiliência 73

Sexo, ainda um tabu 76

Abusos: o inimigo pode estar dentro de casa 79

3. DINHEIRO 82

Educação financeira é a chave
para decifrar a esfinge 83

Quanto poupar para
não depender da Previdência 87

Ajude os filhos sem se arruinar 92

Por que as mulheres têm que poupar mais? 95

Como se proteger de golpistas 99

4. TRABALHO   102

Comece a planejar
sua pós-carreira o quanto antes   103

Transforme a tecnologia em aliada   109

Empresas têm que aprender
a valorizar a experiência   116

5. ECONOMIA DA LONGEVIDADE   120

Um mercado que é
uma verdadeira mina de ouro   121

Consumidores não querem
mais ser invisíveis   124

Arquitetura a serviço da longevidade   128

O que é uma cidade amiga dos idosos   133

6. CONCLUSÃO: VELHICE NÃO
É DEFEITO QUE PRECISE DE CONSERTO   136

Longevidade e a reinvenção da velhice

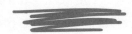

Quando dizem quantos anos têm, as pessoas consideram um elogio quando ouvem de volta: "puxa, nem parece!". Mentirosos e bajuladores à parte, o que chama a atenção no cumprimento é a negação que ele embute: por que não podemos espelhar a idade que temos? Porque envelhecer continua sendo um tabu. No entanto, considerar uma grande qualidade estar imune à passagem do tempo é o mesmo que desvalorizar e apagar a experiência de toda uma vida. Por que parar de celebrar a capacidade de ir em frente e se adaptar e ficar tentando ser uma versão mais jovem de si mesmo? Por que não festejar o bônus de 30 anos de expectativa de vida que a humanidade ganhou ao longo do século XX? Trata-se de uma enorme conquista, mas que trouxe questões desafiadoras para o século XXI. Em 2050, 22% dos habitantes do planeta terão mais de

60 anos. No Brasil, os idosos já passam de 30 milhões e representam 13% da população – nos próximos 40 anos, esse contingente vai dobrar.

A geração que está na casa dos 50, 60 e até 70 anos se sente cheia de vitalidade e energia, e está envelhecendo mais e melhor que seus pais e avós. São adultos ativos no mercado de trabalho e que pretendem continuar atuantes profissionalmente. São consumidores que continuarão movimentando os negócios e demandando serviços, provavelmente com mais dinheiro no bolso e na poupança do que seus filhos e netos, porque sabemos que os jovens enfrentam um mundo de emprego escasso. A visão meramente cronológica, isto é, da data em que nascemos, vai sendo substituída pela biológica: se estamos bem fisicamente e afiados intelectualmente, ainda há muita lenha para queimar nos próximos anos. O que pode criar uma espécie de nova crise da meia-idade, com indivíduos na faixa dos 80 anos que poderão ocupar os cargos e fazer o trabalho de quem está na casa dos 50. As áreas de recursos humanos terão que quebrar a cabeça para pensar em diferentes modelos de sucessão...

Esse grupo tem uma missão pela frente: reinventar o envelhecimento. Vale lembrar que a infância, até o começo do século passado, era um estorvo do qual todo ser humano deveria se libertar o quanto antes, assumindo precocemente as atribuições de um adulto. Hoje, as crianças reinam. O atual conceito de adolescência e juventude, tão incensado, é criação recente: data das décadas de 1950 e 1960. Agora estamos diante da revolução da longevidade e a sociedade não se deu conta da extensão dessa mudança. A velhice terá que ser reinventada por quem está chegando lá: uma geração que derrubou dogmas e é dona do próprio nariz, e que não está nem um pouco disposta a ter um papel secundário no cenário mundial.

O jornalista e filósofo alemão Frank Schirrmacher morreu com apenas 54 anos, em 2014, mas desde a década de 1990 escrevia sobre os dilemas que envolvem o fenômeno da longevidade. Seu livro *A revolução dos idosos*, um best-seller publicado em 2004, cujo título original traduzido literalmente, *O complô de Matusalém*, é bem mais divertido que a versão para o português, reflete angústias que pontuavam o dia a dia dos alemães e que se tornaram realidade no Brasil. "Na verdade vocês ainda não sabem, mas são um deles": é assim que ele convida leitores jovens a encarar o futuro e a condição de ser velho. Por que é tão importante bater nessa tecla? Justamente porque vivemos numa sociedade que tenta ignorar o envelhecimento.

Schirrmacher propõe um complô de matusaléns, referindo-se ao personagem bíblico que viveu mais de

900 anos. Ele argumenta que todas as culturas conheceram a juventude, mas poucas conheceram a velhice, lembrando que envelhecer sempre foi a experiência de uma minoria. Só que a exceção se transformou em regra – e agora corremos um enorme risco de o preconceito envenenar o prêmio da longevidade, como se essa conquista, um dos acontecimentos mais singulares da civilização, fosse uma anomalia.

O culto à juventude moldou a indústria cultural pelas mãos desses indivíduos que agora se encontram na velhice: os *baby boomers*, os nascidos entre o fim da Segunda Guerra Mundial e o início da década de 1960. Caberá a eles próprios reinventar essa nova fase da sua trajetória e alterar a representação negativa que lhe é atribuída. Estamos assistindo à vivência coletiva de toda uma geração bem diferente das que a antecederam. Quem passou dos 50 anos vai exigir mais assistência médica e benefícios; vai se ocupar dos problemas da previdência, pública e privada; vai colocar a gerontologia na pauta. Nossa missão é envelhecer.

A geriatra e epidemiologista Linda Fried, reitora da Mailman School, a faculdade de saúde pública da Universidade de Columbia, nos Estados Unidos, tem dito que está na hora de o mundo aproveitar os dividendos demográficos do envelhecimento e se valer da sabedoria dos seus cidadãos, que ela avalia como um capital intelectual e social que não deveria ser desperdiçado. O Centro de Longevidade da Universidade de Stanford, na Califórnia, quer criar o que batizou de "novo mapa da vida", uma espécie de bússola para aprendermos a navegar nesses mares desconhecidos. E por quê? Porque a perspectiva de chegarmos aos 90 ou 100 anos nos propõe uma charada: o que vamos fazer com nossa existência superestendida? A iniciativa consiste num projeto que se estende até 2023, que objetiva pesquisar e definir modelos de educação e aprendizado contínuo; redesenhar a forma como trabalhamos; propor políticas públicas para saúde, moradia, segurança financeira; além de promover ações que estimulem a convivência entre diferentes gerações. Na verdade, o diagnóstico é de que teremos que criar uma outra narrativa sobre a velhice, uma vez que a tradicional já não representa a realidade.

Não caia na armadilha de achar que o assunto não lhe diz respeito porque parece estar distante do seu horizonte. Na verdade, começamos a envelhecer no momento em que nascemos. Todos os que temos sorte chegaremos lá, e é fundamental que comecemos a praticar o quanto antes. A saúde, por exemplo, está intimamente relacionada a ensinamentos e práticas nos estágios iniciais da vida. Se as crianças vão viver mais de 100 anos, o foco deverá ser na prevenção, para que todos permaneçam saudáveis durante o maior tempo possível. Em vez de uma corrida de 100 metros, a meta vai ser uma maratona!

Quando o chanceler Otto von Bismarck criou o sistema de pensões no final do século XIX, a expectativa de vida na Alemanha em processo de unificação era de 45 anos. O chamado bônus da longevidade ainda estava fora do cenário e quem se aposentava normalmente durava apenas um punhado de anos. Daqui para frente, os sistemas de previdência serão cada vez menos generosos e educação financeira terá que ser disciplina obrigatória nas escolas desde cedo.

A reboque, o conceito de educação também vai mudar. O modelo atual, que encerra a formação do profissional na universidade, precisa ser revisto. Habilidades como criatividade, flexibilidade e resiliência vão ser cada vez mais exigidas. O emprego para a vida toda acabou e os trabalhadores terão que ser treinados continuamente. Já é possível imaginar um cenário no qual uma pessoa na casa dos 30 anos sai do mercado por uma década para cuidar dos filhos e depois se dedica a uma nova carreira, tendo colegas de diferentes faixas etárias. Sim, teremos que superar a segregação entre gerações que ainda perdura.

A intergeracionalidade, em casa, no trabalho e em ambientes de estudo, será um fator primordial para o bem-estar de todos. Desigualdades econômicas, educacionais e raciais deverão ser combatidas para que a longevidade não se restrinja aos privilegiados.

O chamado curso de vida tradicional, que serve como referência para governos e sistemas de previdência, dividia a trajetória das pessoas em três grandes blocos: o primeiro, dedicado aos estudos ou à aprendizagem, ia da infância até os 20 anos, sendo mais curto para os desfavorecidos; o segundo era o do trabalho, pelas três ou quatro décadas seguintes; finalmente, o terceiro segmento era o da aposentadoria – mas o período para se usufruir do chamado merecido descanso esbarrava numa expectativa de vida limitada. E agora, com mais 30 anos pela frente? Na cultura japonesa, aposentar-se e ficar sem fazer nada é considerado prejudicial para a saúde, porque desconecta a alma do seu *ikigai*, palavra que pode ser traduzida como "uma razão para sair da cama de manhã". Não se trata de arranjar um novo emprego, embora isso até possa ocorrer, mas, sim, de dar significado para a vida. Este pode ser encontrado em algo que a pessoa ame fazer. Em algo no qual ela tenha talento para fazer. Ou em algo de que a sua comunidade precise – e essas hipóteses não são excludentes.

Um roteiro para envelhecer bem inclui zelar pelo seu capital físico, a saúde; estimular seu capital intelectual, num permanente processo de aprendizado; alimentar seu capital social, as relações afetivas; e preservar ou expandir o patrimônio, seu capital financeiro. Trata-se da arte de fazer aniversários e é preciso começar cedo. Mesmo em países ricos, as pessoas não conseguem poupar o necessário para garantir seu padrão de vida. Não há receita mágica para resolver o problema. Enquanto os sistemas de aposentadoria dão sinais inequívocos de que estão sobrecarregados, a maioria simplesmente não consegue criar uma reserva para a velhice.

São diversas frentes de batalha e uma das mais duras é combater o preconceito contra o idoso. A pandemia do novo coronavírus, que deixa uma cicatriz indelével na humanidade neste século, serviu para mostrar garras e dentes afiados de um sentimento abjeto em relação aos mais velhos, como se eles não tivessem o direito de ocupar leitos de UTI e suas vidas fossem descartáveis. Nas redes sociais, comentários repulsivos, pretensamente travestidos de racionais, consideravam suas mortes menos relevantes porque não lhes restavam tantos anos pela frente. A desumanização do idoso é monstruosa porque rouba a história, as realizações e os sonhos de pessoas que deixaram sua marca neste planeta. Todos temos que lutar se a sociedade insiste em dizer que a velhice é algo que se deve transcender de qualquer maneira, como se devêssemos mimetizar a juventude enquanto tivermos forças. Porque todos nos encontraremos lá.

Gosto muito de uma palestra que a atriz Jane Fonda, que já passou dos 80 anos, deu em 2011. Na época, ela batizou como "terceiro ato da vida" o que chamou de uma oportunidade única:

> ainda nos deparamos com o velho paradigma de que a vida é um arco, onde depois do apogeu temos apenas o declínio da decrepitude. No entanto, esses últimos 30 anos de vida têm seu próprio significado, e todos deveríamos estar nos perguntando como usar esse tempo. Eu acredito que a metáfora apropriada é a de uma escada, que ilustre a ascensão para o topo do espírito humano, porque esse não tem limites, mesmo diante de condições adversas. É a oportunidade de você se perdoar, perdoar os outros e se libertar.

Pense, portanto, nessa nova possibilidade como um presente, com a vantagem de termos adquirido experiência e sabedoria: é chegada a hora de resolver pendências, se livrar de segredos, reconstruir pontes e fazer as pazes com o mundo.

1
Saúde e bem-estar

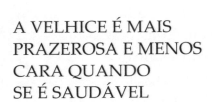

A VELHICE É MAIS PRAZEROSA E MENOS CARA QUANDO SE É SAUDÁVEL

A gerontologia é o estudo dos fenômenos relacionados ao envelhecimento do ser humano. Há dois conceitos nesse campo do saber que são fundamentais para todos que se relacionam com pessoas idosas: independência e autonomia. Independência é a capacidade de realizar atividades cotidianas sem auxílio, como vestir-se ou tomar banho. Autonomia refere-se à capacidade de autodeterminação, um princípio lapidar de liberdade de escolha, ou seja, significa viver de acordo com seus desejos e suas próprias regras. Alguém que sofreu um acidente vascular cerebral (AVC) e perdeu parte dos movimentos pode ter sua independência comprometida parcialmente, mas continuará sendo dono das decisões do seu dia a dia. Quando se entra no território da perda da autonomia, os desafios aumentam. Quem tem uma demência, como a Doença de Alzheimer, vai demandar monitoramento mais intenso, porque nem sempre poderá contar com precisão o que está sentindo, ou se lembrar de fatos recentes. Claro, todos queremos manter independência e autonomia até o fim, mas não podemos contar apenas com a genética. É preciso trabalhar para manter a saúde pelo maior tempo possível e, para os que reviram os olhos diante da perspectiva de encarar uma série de exercícios, o argumento financeiro conta: a velhice pesa menos no bolso quando se é saudável.

Pesquisadores vêm labutando para retardar ou deter doenças relacionadas à idade, criando um arsenal que estenda a longevidade além das fronteiras conhecidas. No campo científico, drogas procuram deter o envelhecimento. Algumas têm apresentado um efeito surpreendente ao diminuir o ritmo de senescência e aliviar os sintomas de fragilidade associados à velhice. Fazem parte da linha de frente de estudos que buscam o equivalente a uma fonte da juventude: não apenas viver mais, mas sentir-se jovem.

Cientistas estão debruçados sobre o processo do envelhecimento em nível celular, para encontrar vitaminas, medicamentos e tratamentos que interfiram e revertam o que seria o roteiro da natureza. Por trás dos estudos, há um grupo ativo de bilionários que tem investido pesadamente nessa área do conhecimento. Gente como Larry Ellison, criador da multinacional de tecnologia Oracle e famoso pela frase: "a morte nunca fez sentido para mim". Nas últimas duas décadas, ele investiu cerca de 430 milhões de dólares no setor. Larry Page, cocriador do Google, fundou a California Life Company (Calico), voltada para pesquisas nessa área.

A proliferação de *startups* da longevidade é fenômeno recente, dos últimos 3 ou 4 anos. Como era de se esperar, começou também a polêmica sobre o impacto das próximas descobertas. Uma das questões está relacionada aos efeitos das novas terapias a longo prazo, já que é preciso muito tempo para avaliar suas consequências. Ao tentar retardar esse processo, outras doenças poderiam ser desencadeadas. Há mais controvérsias em jogo, como o risco de se criar uma superpopulação no planeta. E, dentro do panorama de desigualdade social existente, tratamentos *premium* para deter o envelhecimento estariam disponíveis para um grupo reduzido, criando dois tipos de indivíduos: os reles mortais e os que beberam na fonte da juventude...

Portanto, em vez de esperar uma fórmula mágica, é bom que cada um se cuide da melhor maneira possível. O estudo Saúde, Bem-estar e Envelhecimento (Sabe) é uma ferramenta valiosa para avaliar como nossos idosos estão lidando com os desafios da velhice. Ele teve início no ano 2000, com o objetivo de traçar o perfil das condições de vida e saúde em sete centros urbanos da América Latina e do Caribe. No Brasil, foi implantado em São Paulo, a sétima maior cidade do mundo, com 12 milhões de habitantes e 1,6 milhão de velhos. Foram entrevistadas 2.143 pessoas (a chamada coorte A, ou seja, um grupo com certas características semelhantes) com idade igual ou superior a 60 anos. Em 2006, foram localizados e novamente entrevistados 1.115 indivíduos do grupo original e outros 298 passaram a integrar a amostra. A entrada de novos participantes ajuda a identificar as transformações que ocorrem no envelhecimento entre as gerações. Em 2010, foi realizado o mesmo sistema de localização e entrevistas anteriores e mais 355 pessoas foram incluídas. Dessa forma, o painel vai sendo recomposto e o monitoramento reflete o perfil dessa fatia da população.

Infelizmente, o estudo mostra que não estamos envelhecendo bem. No grupo entre 60 e 64 anos, 16,2% não conseguem desempenhar uma ou mais atividades básicas, como alimentar-se e tomar banho; 35,5% não conseguem realizar atividades instrumentais, que são um pouco mais complexas: vão da preparação de alimentos à utilização de transporte público ou privado, de cuidar de animais de estimação a gerenciar seus recursos financeiros. No caso de doenças crônicas, o quadro também é sombrio. Em 2000, 53,3% relatavam ter hipertensão; em 2017, foram 54,8%. Os percentuais para diabetes subiram muito: de 17,9% para 24,6%, no mesmo período.

Entretanto, há evidências científicas da relação entre otimismo e uma vida longa. Depois de décadas de pesquisa, um novo trabalho, realizado nas faculdades de medicina da Universidade de Boston e de saúde pública de Harvard, mostrou que uma dose maior de otimismo é combustível para indivíduos alcançarem uma longevidade notável, isto é, viver mais de 85 anos. Enquanto a ciência normalmente procura fatores de risco para o desencadeamento de doenças e mortes prematuras, pouco é conhecido sobre as questões psicossociais que promovem o envelhecimento saudável.

A pesquisa foi feita com base em dados de quase 70 mil mulheres e pouco mais de 1.400 homens. Os dois grupos responderam a questionários que mediam seu nível de otimismo, assim como da saúde de um modo geral e hábitos que a influenciam, como alimentar-se bem, fumar e beber álcool. As mulheres foram acompanhadas por 10 anos; os homens, por três décadas. Ao logo desse tempo, quando os pesquisadores checaram os índices iniciais de otimismo das pessoas, descobriram que os otimistas, independentemente do sexo, tinham de 11% a 15%

a mais de tempo de vida; além disso, apresentavam de 50% a 70% a mais de chances de chegar aos 85 anos se comparados com os menos otimistas. Os resultados não se alteraram mesmo levando-se em conta características como doenças crônicas, escolaridade, atendimento médico primário e hábitos de saúde. Ótima notícia, mas não vamos confiar apenas na nossa crença de que dias melhores virão.

O PODER DO EXERCÍCIO

Para quem tem menos de 30 anos, o futuro – e o que dizer do envelhecimento? – soa como ficção científica. Eu pensava assim, mas ele chega, e ainda bem que chega, porque a outra alternativa é péssima. Na peça *A dona da história*, do roteirista e diretor João Falcão, Carolina, a protagonista, está na crise da meia-idade e se pega pensando: "Um dia, eu tinha 20 anos. E tudo o que eu queria era viver uma história...". É o bastante para se

reencontrar com sua ver-
são de 30 anos atrás e re-
pensar a vida. Num diálogo
meio surreal, a Carolina jovem
pergunta à mais velha:

– E o que você me aconselharia
a fazer na minha idade?

– Exercício, muito exercício... –
responde a voz da experiência.

Começando por saúde, o capital número um: sem ele, não vai dar para aproveitar
a festa. O corpo jovem até aguenta noites em
claro e bebedeiras, mas os excessos vão constar
do seu "prontuário" interno, daí a necessidade de
cultivar bons hábitos desde a infância. Não é à toa
que a qualidade da merenda escolar é objeto de
tanta discussão atualmente – estamos nos tor-
nando uma nação sedentária e obesa.

Imagine um contrato tentador, mas de-
moníaco, assinado quando você tinha 6
ou 7 anos de idade: montanhas de comida industrializada, poucas frutas,
quase zero de verduras e fibras,
muito controle remoto, elevador,
escada rolante e horas infindá-
veis de joguinhos em todo
tipo de tela que apareça

LONGEVIDADE no cotidiano

27

na sua frente. Depois de
30 anos, você quer rescin-
dir o contrato e o quadro é
desolador: sobrepeso, falta de
condicionamento físico, talvez
hipertensão. Se incluiu uma cláu-
sula de fumante a partir da adolescência, o cenário fica mais sombrio.

O governo norte-americano divul-
gou, no fim de 2018, a segunda edição de
recomendações para combater o sedentarismo. Essas diretrizes vieram substituir a versão anterior, de 2008, como resultado de 2 anos
de estudos que não deixaram dúvidas sobre a
relação entre atividade física e o quadro geral de
saúde. A primeira constatação das pesquisas foi
a de que ficar sentado representa um problema
maior do que simplesmente não se exercitar.
Ainda não há como quantificar o limite
de tempo para o sedentarismo, mas há
uma espécie de reação em cadeia pro-
vocada pela inatividade que conduz
ao risco aumentado para doenças
crônicas, como diabetes, demências e acidentes vasculares en-
cefálicos (popularmente conhecidos como derrames).

A recomendação para se exercitar não tem como objetivo apenas fortalecer o corpo, mas também garantir que o cérebro continue funcionando bem. Para todas as idades, a atividade física traz benefícios para o aprendizado, a qualidade de sono e a redução da ansiedade. Embora os especialistas continuem aconselhando pelo menos um total de 150 minutos de exercícios por semana, qualquer atividade é melhor que nada. Ninguém deve se sentir desencorajado se não consegue atingir esse patamar. Faça o que puder, mas faça – é o recado.

As pessoas não devem abrir mão da atividade física porque envelhecem. É claro que doentes crônicos precisam fazer os ajustes necessários de acordo com suas condições de saúde, mas a orientação, para jovens e velhos, inclui musculação, exercícios aeróbicos e de equilíbrio. A soma dessas ações previne osteoartrites e sarcopenia, que é a perda de massa e de força muscular. Para quem acha que é um caso perdido, basta programar o relógio ou o celular para soar um alarme a cada meia hora: caso esteja sentado, passe os cinco minutos seguintes em pé ou se movimentando. E lembre-se de Marcos Valle cantando "Estrelar": "tem que correr, tem que suar, tem que malhar, musculação, respiração, ar no pulmão [...]".

NÃO DEIXE QUE UMA DOENÇA CRÔNICA SE APROPRIE DE SUA VIDA

Não vamos dourar a pílula: receber a notícia sobre ser portador de uma doença crônica significa, em português claro, que essa é uma condição que veio para ficar. Estima-se que quase metade da população brasileira tenha uma doença crônica, e os três problemas mais frequentes para os idosos são hipertensão, artrite e diabetes. Às vezes, o diagnóstico demora: são exames de sangue e de imagem e até biopsias, aumentando o estresse. Posso falar de cadeira, porque fui diagnosticada com tireoidite de Hashimoto, uma doença autoimune, antes dos 50 anos.

Num primeiro momento, é difícil ter a dimensão das alterações que ocorrerão em sua vida. Afinal, além da medicação para controlar a enfermidade, o que mais deverá ser feito? Como lidar com os efeitos colaterais da medicação? Que impacto haverá nos campos pessoal e profissional? No consultório, pouco se discute sobre a parte mental, embora a relação entre doenças crônicas e ansiedade e depressão seja uma realidade, como já foi demonstrado pela Organização Mundial da Saúde (OMS).

O relacionamento com amigos e parentes pode mudar. Você poderá passar a ter restrições de dieta, ser proibido de beber álcool e, dependendo da enfermidade, enfrentará limitações físicas. Há ainda a possibilidade de o trabalho ser impactado, planos serem adiados ou descartados. Mesmo que o caso não seja grave, vai ter que se habituar a um novo conceito de "normalidade". O processo envolve um luto, a perda de um *status* anterior no qual essa preocupação não existia. Há uma boa chance de que vá precisar de algum tipo

de apoio psicológico, e
não apenas de um cardio-
logista ou endocrinologista.

O principal é se "educar"
no sentido de aceitar e se adaptar
aos novos parâmetros de sua vida,
o que inclui educar quem está ao seu
redor: ninguém deve se envergonhar
de apresentar uma condição especial de
saúde. Guardar para si o diagnóstico como
um segredo é uma armadilha. Quem esconde
o que tem apresenta mais risco de descumprir
as recomendações médicas e fica sujeito ao sur-
gimento de complicações; ao passo que, se torna-
mos o assunto natural e conversamos sobre ele, o es-
tigma diminui, o que ajuda o paciente. Idosos que
conseguem manter a doença crônica sob controle
reconquistam sua qualidade de vida. Isso faz
toda a diferença, porque passam a não se ver
como doentes. Esta deveria ser também a
forma como são percebidos pelos outros.

PRECISAMOS FALAR
SOBRE O ÁLCOOL

Uma dose de uísque para
relaxar, duas taças de vinho
para comemorar... O que

parecia rotineiro e sob controle ao longo da trajetória profissional pode se transformar numa cilada depois da aposentadoria. Se antes a pessoa tinha um contexto social para beber, ligado ao ambiente de trabalho, havia também a cobrança por desempenho e ficava mais fácil traçar os limites. No entanto, sem o "sobrenome corporativo", os homens, principalmente, podem somar álcool à inatividade e causar grandes danos a si próprios.

Quem se vangloria de ter sempre sido um bebedor resistente precisa cair em si. Em primeiro lugar, não há consenso científico sobre qual é a quantidade segura de consumo diário de álcool. A maioria das pesquisas recomenda até uma dose diária para as mulheres (um copo de cerveja, uma taça de vinho, uma dose de destilado) e duas para os homens. Mesmo assim, não há como garantir que não haverá efeitos colaterais.

Além de o metabolismo se tornar mais lento, com a idade há diminuição do líquido corporal, o que faz com que a diluição do álcool no sangue seja menor. Por isso idosos apresentam maior risco de intoxicação, ou seja, quem é mais velho não pode ingerir a mesma quantidade de antes – o corpo é sábio e, como o organismo diminui sua tolerância, é hora de incluir o comedimento no dia a dia. A interação de drinques e medicamentos pode ainda ter consequências adversas.

Também não imagine que beber antes de dormir vai melhorar a qualidade do seu repouso. Embora tenha efeitos sedativos, o álcool abrevia estágios importantes do sono profundo e o descanso não será completo. Por causa dos efeitos diuréticos, é bem provável que você tenha que ir ao banheiro e, se estiver tonto, há risco de queda. O excesso de bebida neutraliza qualquer efeito benéfico que sua ingestão comedida possa ter (e mesmo o consumo moderado deve ser discutido com seu médico): em grandes quantidades, altera a pressão sanguínea, afeta o músculo cardíaco e aumenta a chance de desenvolver diabetes. Por último: impacta seu sistema de defesa

e, consequentemente, a
capacidade de combater
infecções, sem falar nos danos causados ao cérebro, com
prejuízo intelectual. Depressão e
dependência podem vir a reboque.

MACONHA SEM PRECONCEITO

Nos Estados Unidos, mais de 30 estados já liberaram o uso medicinal da *Cannabis
sativa*, a maconha. Em 2019, pesquisadores da
Universidade do Colorado divulgaram estudo
mostrando que o uso da droga vem crescendo principalmente entre os adultos mais velhos. Muitos se
valem da substância para aliviar a dor; outros para
combater a ansiedade e a depressão. Pesquisas
realizadas em diversos países apontam sua efi-
cácia no controle de sintomas relacionados
a inúmeras doenças, inclusive a demência. A própria Sociedade Americana de
Oncologia Clínica (Asco, em inglês)
reconheceu que 73% dos profissionais da área concordam que traz
benefícios para os portadores
de câncer. Num centenário
lar de idosos em Nova York,

o médico Zachary Palace implantou um programa de uso da maconha medicinal. Os pacientes que utilizam esse tratamento alternativo padecem de enfermidades relacionadas ao envelhecimento: dores crônicas, Parkinson ou esclerose múltipla, além de efeitos da quimioterapia, como náusea e perda de apetite. Por aqui, há médicos que prescrevem óleos e tinturas, mas as restrições continuam atrasando pesquisas e, em última instância, impedindo que indivíduos se beneficiem de uma melhor qualidade de vida.

Em abril de 2020, a Agência Nacional de Vigilância Sanitária (Anvisa) aprovou o registro do primeiro produto à base de maconha no país. Resolução do Conselho Federal de Medicina de 2014, que já deveria ter sido revista, prevê o "uso compassivo" do canabidiol exclusivamente para o controle de epilepsia na infância e adolescência que seja refratária a terapias convencionais. A prescrição só pode ser feita por psiquiatras, neurologistas e neurocirurgiões. O primeiro passo é despir-se do preconceito que emperra o debate. Médicos e pesquisadores não defendem o uso recreativo da maconha, e sim a utilização de suas propriedades terapêuticas. Ouvir a ciência ajuda muito. Assistir ao documentário *The scientist* (*O cientista*), que está disponível on-line, também. Lançado em 2015 e dirigido por Zach Klein, o filme mostra a trajetória de Raphael Mechoulam, que, na casa dos 90 anos, continua dando expediente na Universidade Hebraica de Jerusalém. Na década de 1960, o então jovem cientista conseguiu isolar o tetra-hidrocarbinol (THC), o principal componente ativo da maconha, mas não parou por aí. Ao testar seus efeitos, a equipe de Mechoulam descobriu que o cérebro tem um receptor para canabinoide, isto é, uma estrutura para fazer essa associação. Como assim? Não que o cérebro tenha receptores para a maconha; na verdade, há compostos no nosso corpo que "mimetizam" a *marijuana* para manter o equilíbrio interno. Por isso, a descoberta da equipe foi chamada de sistema endocanabinoide.

Tentando a difícil tarefa de traduzir uma linguagem científica para algo simples: o sistema que existe em nós, e em todos os mamíferos, é composto por receptores que são estimulados por componentes chamados endocanabinoides, produzidos naturalmente pelo organismo. Eles modulam uma lista grande de funções cerebrais, incluindo ansiedade e humor. Quando não conseguimos manter o ambiente interno estável, os sintomas podem ser atenuados ou eliminados se os receptores se associam ao medicamento à base de canabidiol, que funciona como uma espécie de reparador do circuito que está dando curto. Egípcios, assírios e gregos usavam a *Cannabis* como remédio. Em 1995, Mechoulam fez uso de THC em crianças israelenses em tratamento contra o câncer, para diminuir a náusea e os vômitos. Foram administradas gotas da substância diluídas em azeite e o sucesso terapêutico não foi acompanhado de efeitos psicoativos. No Brasil, estamos presos a um círculo vicioso:

a dificuldade de acesso
limita o conhecimento dos
médicos sobre o sistema endocanabinoide, e os cientistas
brasileiros precisam de liberdade para pesquisar.

SOLIDÃO E DEPRESSÃO

O tempo vai passando e o círculo de
amigos diminui. É mais comum ir a enterros
do que a festas de aniversário. Uma rima que
faz mal: no rastro da solidão, vem a depressão.
De acordo com a OMS, pelo menos 300 milhões
de pessoas sofrem da doença no planeta. Segundo
os organizadores de uma campanha contra a solidão na Grã-Bretanha (*Campaign to end loneli-
ness*), seu impacto na saúde pode ser devas-
tador: o equivalente a fumar 15 cigarros
por dia. Estudos mostram que é tão pe-
rigosa quanto hipertensão e diabetes.
Médicos recomendam a seus pacientes que controlem o peso, façam
exercícios e tomem os remédios
prescritos, mas o isolamento
social – que se tornou a regra durante a pandemia

do novo coronavírus – é
a realidade para grande
parte dos idosos.

Se você não é do tipo que
se inquieta e se angustia quando
fica sozinho, aproveite os momentos de introspecção e tranquilida-
de. Entretanto, preste atenção em sua
vida social: sai cada vez menos e não se
relaciona com quase ninguém? O período
após a aposentadoria pode ser desafiador,
principalmente se a pessoa vive só. Se a rotina
do trabalho não existe mais, é preciso criar novas
conexões sociais que substituam as anteriores. No
entanto, mesmo para indivíduos que se mantêm ativos, às vezes a sensação de vazio bate forte. Nesse
caso, não guarde para si essa dor: telefone para
os amigos, para os parentes, para os filhos e
não deixe o sentimento invisível, nem se en-
vergonhe dele. Pode ser o primeiro passo
para resolver o problema.

Crianças optam pela forma mais
simples de aproximação: "quer brin-
car comigo?", ou "quer ser meu
amigo?". Elas mostram que a
solidão não é inevitável, mas
vai ser necessário que você

se empenhe. Uma amizade se forma, basicamente, a partir de experiências compartilhadas, mais frequentes na infância e na juventude, mas é possível cultivar esses laços – desde que a gente saia em busca deles. As redes sociais podem ajudar, mas não substituem a interação humana.

Para abandonar o casulo, mapeie as atividades que seu bairro tem a oferecer ou use a internet para achar grupos com os mesmos interesses. Também pode frequentar cursos que, além de ampliarem seus conhecimentos, possibilitarão o convívio com gente desconhecida. Veja com outros olhos lugares que já frequentava: se antes não tinha vínculos com eles, talvez seja a hora de avaliar como ampliar sua participação nesses locais. Pense na pracinha onde leva seu cachorro para passear como um ponto de encontro, assim como a academia de ginástica. Ache um propósito: algo que lhe dê prazer e traga significado para sua vida. Tornar-se voluntário é uma oportunidade de se sentir útil e traz muita gratificação. Você ainda pode transformar um *hobby* em pequeno negócio, aumentando seus rendimentos. Considere a possibilidade de compartilhar moradia: se tiver um quarto sobrando em sua casa, pode alugá-lo para um conhecido ou estudante. Além da renda extra, não estará só o tempo todo. Não tenha medo de se reinventar. Com frequência, achamos que estamos velhos demais para novas experiências, e esse é o primeiro preconceito que devemos descartar.

DEMÊNCIA, O FANTASMA QUE RONDA TODOS NÓS

Demência é uma espécie de guarda-chuva que abrange diversas doenças que atingem cerca de 7% das pessoas acima dos 65 anos, sendo que o tipo mais comum é o Alzheimer, que representa entre 60% e 70% dos casos. Com o progressivo envelhecimento da população, a expectativa é de que o número de pacientes com demência triplique, passando

dos atuais 50 milhões
para 150 milhões até 2050.
O quadro não é diferente no
Brasil, onde 55 mil novos casos são diagnosticados todo ano:
os atuais 1,4 milhão de brasileiros
com a enfermidade serão cerca de
6 milhões em três décadas.

O International Research Network on
Dementia Prevention, entidade dedicada ao
mapeamento e prevenção, diz que o número
de casos vem crescendo a uma taxa de mais de
20% ao ano e a maioria deles ocorre nos países de
renda média ou baixa. A explicação está no fato de
que 30% dos casos de demência na velhice estão relacionados a fatores de risco que podem ser modifi-
cados, como obesidade, isolamento social, além
de problemas relacionados ao sistema vascular, como diabetes e o vício de fumar. Mais
recentemente, outros foram incorporados
à lista: mau funcionamento dos rins,
doença pulmonar obstrutiva crônica,
distúrbios do sono e até poluição do
ar – as partículas em suspensão na
atmosfera estão associadas ao
aumento do risco cardiovascu-
lar. Resumo da ópera: falta

atendimento primário e
foco em prevenção.

Para um leigo que convive com uma pessoa mais velha, detectar os primeiros sinais de demência é certamente uma situação angustiante. O envelhecimento tem modificações fisiológicas, neurológicas, neuropsicológicas, psicossociais e funcionais. Mudanças como perda de acuidade visual e auditiva, ou a diminuição de interação social, influenciam a linguagem. A conversa pode ficar um pouco mais lenta, arrastada, mas se manter pertinente e compreensível. No entanto, sinais como esquecimento, confusão ou repetição excessiva não devem ser negligenciados. A questão central é a mudança de padrão. Há uma gama enorme de indicadores: memória, orientação, concentração, resolução de problemas, habilidades em casa e atividades fora dela, tomada de decisões, hábitos de higiene, alterações de comportamento e personalidade, habilidades de linguagem e comunicação. E uma escala de dificuldades, de leves a severas.

Ter algum tipo de comprometimento cognitivo não impede que alguém realize boa parte de suas atividades diárias. O mais importante é evitar o processo de desumanização a que os pacientes com demência são submetidos, garantindo um ambiente acolhedor. A tecnologia tem se mostrado uma grande aliada nessa área. A realidade virtual, por exemplo, amplia a possibilidade de aproveitar as lembranças antigas, que ainda estão preservadas. Estudos comprovam que reviver memórias agradáveis ativa os neurotransmissores dopamina e serotonina, responsáveis pela sensação de prazer, ajudando a diminuir o isolamento e também a suavizar sintomas como as frequentes mudanças bruscas de humor. As experiências mais apreciadas são as de contato com a natureza, como estar numa praia, por exemplo, e viagens a lugares exóticos.

São bem-vindas todas as iniciativas inovadoras para abordar a questão, principalmente aquelas que substituem as instituições de longa permanência tradicionais por espaços mais convidativos.

O conceito das pequenas cidades da demência (*dementia villages*) é uma dessas ideias. Começou na Holanda, país reconhecido por seu esforço de abraçar a causa da longevidade ativa, que saiu na frente com a "cidadezinha" de Hogeweyk, situada em Weesp. Criado há cerca de 10 anos, o lugar tem ruas, jardins, mercado, restaurante, bar e teatro, e todas as atividades recebem uma supervisão atenta. São pouco mais de 20 unidades de habitação, com seis ou sete moradores, mas cada um tem seu quarto e o grupo compartilha sala de estar e cozinha. Há sete estilos de decoração, do mais despojado ao sofisticado, para que os ocupantes possam se identificar com locais nos quais viveram antes – quanto mais familiar, menos desorientado tende a ficar o paciente.

SLOW MEDICINE, UM NOVO TIPO DE RELACIONAMENTO COM OS MÉDICOS

Empatia vem do grego *empátheia* e descreve a capacidade de compreender os

sentimentos e emoções
do outro, colocando-se em
seu lugar. Quando pensamos
num médico, imaginamos que,
além da formação sólida para o
exercício da profissão, sua relação
com os pacientes deva ser pautada
por esse atributo. No entanto, é bem
provável que todos tenhamos uma história para contar sobre uma experiência
desagradável ou mesmo traumatizante em
consultório ou hospital. Felizmente, o oposto
também é verdadeiro, o que só mostra como a
empatia faz toda a diferença, inclusive na forma
como a pessoa vai se engajar no tratamento.

Entre os princípios que deveriam reger a prática médica, para começar, é fundamental dedicar tempo para ouvir o paciente, refletir e
tomar decisões. Na sequência, buscar decisões compartilhadas levando em conta os
valores, as expectativas e as preferências
daquele indivíduo. Ter como objetivo
a qualidade de vida, com a perspectiva de que fazer mais nem
sempre significa fazer melhor –
portanto, quando a tecnologia não oferece as respostas,

deve se considerar a arte
de não intervir. Essa abordagem está tão em falta que
profissionais de diferentes países, inclusive do Brasil, se uniram
em torno da filosofia conhecida
como *slow medicine*, que deve ser traduzida como "medicina sem pressa".

O objetivo dessa corrente é chegar
à escolha mais acertada. Trata-se do cuidado apropriado, que pode, inclusive, ir na
direção contrária de uma sucessão de exames
e do uso intensivo da tecnologia. Hoje em dia, a
utilização exagerada de procedimentos pode até
gerar uma expectativa irreal dos pacientes e da
família, mas já há sociedades de especialidades
preocupadas com os excessos e listando os que
não deveriam ser feitos rotineiramente. O
movimento *Choosing wisely*, criado em 2012
como uma campanha internacional, e
aqui adotado em 2015, é uma iniciativa
pioneira das Sociedades Brasileiras
de Cardiologia e de Medicina de
Família e Comunidade.

É uma triste constatação, mas
a maioria está tão condiciona-
da à abordagem tradicional

que não concebe uma consulta que não termine com uma receita parruda e pedidos de exames. Numa saudável contramão, a *slow medicine* prega a chamada medicina integrativa: além de utilizar os recursos tradicionais, não dispensa técnicas complementares, como acupuntura e fitoterapia. Seus seguidores querem evitar a iatrogenia, que se caracteriza como um quadro de complicações resultante do tratamento – como, por exemplo, quando a combinação de diferentes medicamentos causa efeitos adversos. Entre os geriatras, vem crescendo a tendência da desprescrição, ou seja, rever criteriosamente os remédios administrados para tentar diminuir essa lista.

CUIDADOS PALIATIVOS E DIRETIVAS ANTECIPADAS DE VONTADE

Anualmente, cerca de 18 milhões de pessoas morrem com dores excruciantes, que poderiam ser evitadas, porque não dispõem de um tipo de atendimento chamado cuidado paliativo. De acordo com a OMS, a especialidade consiste na assistência, promovida por equipe multidisciplinar, para melhorar a qualidade de vida do paciente e, por extensão, de seus familiares, diante de uma doença sem qualquer possibilidade de reversão. Primeiro ponto: o objetivo é aliviar o sofrimento. Segundo ponto: a maioria acha que só há necessidade de cuidados paliativos em casos terminais, mas há enfermidades que se prolongam por 10 ou 15 anos, como as demências, que também demandam esse tipo de abordagem. Estamos falando do controle de sintomas como dor, náusea, vômito e até medo.

Todos merecem viver digna e plenamente até o final. Quem já conviveu com alguém com doença grave e sem possibilidade de cura sabe que a situação é fonte de enorme estresse e angústia. Na verdade, o cuidado paliativo é o bom cuidado a que todos deveriam ter direito. Embora a OMS preconize que se trata de uma responsabilidade ética dos sistemas de saúde, em apenas 20 países os cuidados paliativos são integrados ao atendimento público. No Brasil, a medicina paliativa não é sequer uma especialidade reconhecida, e apenas 15% dos cursos oferecem a disciplina, que não é obrigatória na maioria das faculdades.

O assunto que fecha este primeiro capítulo do livro, sobre saúde, na verdade, é do campo do Direito, mas faz todo sentido que esteja aqui. Enquanto somos protagonistas da nossa existência, a questão não parece importante, mas e quando não é possível manifestar a própria vontade na velhice?

Ainda bem que há mecanismos que obrigam os outros a cumprir determinações que já externamos. O Conselho Federal de Medicina publicou, em 2012, resolução que determina como diretivas antecipadas de vontade o conjunto de desejos, prévia e expressamente manifestados pelo paciente, sobre cuidados e tratamentos que ele quer, ou não, receber no momento em que estiver incapacitado de

expressar, livre e autono-
mamente, sua vontade –
por exemplo, em casos como
demência avançada ou estado
vegetativo persistente. Por meio
das diretivas antecipadas de vontade, nomeia-se um procurador
para fazer valer suas vontades sobre
cuidados médicos no fim da vida. Mas
a escolha tem que ser feita com atenção:
o procurador é o guardião da autonomia
da pessoa e deve se comprometer a realizar
as determinações.

Em Portugal, é possível fazer as diretivas antecipadas nos postos de saúde. Quando alguém chega
ao hospital, a equipe de plantão acessa o banco de
dados e checa as orientações. Por aqui, não temos lei, nem banco de dados. Na verdade, o
Sistema Único de Saúde (SUS) não dispõe sequer de base unificada para os prontuários.
Também não há consenso sobre a melhor
forma de garantir esse direito. Em tese,
bastaria um documento redigido
pela própria pessoa, mas há quem
defenda a elaboração de um tes-
tamento vital, que é registrado
em cartório, para dar um las-
tro legal à iniciativa. Nesse

caso, o ideal é que o texto seja redigido com a ajuda de um médico de confiança, cujo papel será de orientar em relação aos termos técnicos.

As coisas poderiam ser mais simples. O Estatuto do Idoso, em seu artigo 17, é claro: a quem esteja no domínio de suas faculdades mentais é assegurado "o direito de optar pelo tratamento de saúde que lhe for reputado mais favorável". Se não estiver em condições de fazê-lo, essa função é do curador, no caso de curatela; em seguida, dos familiares, quando não houver curador ou este não puder ser contatado em tempo hábil; e depois ao médico, quando ocorrer iminente risco de vida e não houver tempo hábil para consultar o curador e o familiar. Reparem que o médico vem em último lugar! Deixar as coisas organizadas é demonstração de carinho pelos que nos rodeiam. Tira um peso enorme das costas de um ente querido que não precisará tomar decisões sob forte sofrimento. São questões incômodas porque nos lembram de nossa finitude, mas ignorá-las não mudará o destino que cabe a cada um de nós.

2
Relacionamentos
e sexo

CULTIVE LAÇOS, ELES SERÃO SUA REDE DE PROTEÇÃO

A outra face da reluzente moeda da longevidade é que corremos o risco de envelhecer sozinhos: alguns não se casam, há os que se separam sem prole ou os filhos vão morar longe. Aliás, nem sempre família é a solução, mas sabemos que solidão rima com depressão, o que só aumenta a importância do círculo social, que será também a rede de proteção para enfrentar momentos difíceis. As mulheres vivem mais que os homens e costumam tecer essa teia de relações com maior eficiência que eles – estes, com frequência, se sentem órfãos ao perder o sobrenome corporativo e muitos não se recuperam desse luto. Por isso, cultive os amigos que já tem e se mexa para fazer novos.

Podemos (e devemos) nos esforçar para identificar oportunidades de criar laços. Se conheceu alguém, adicione às suas redes sociais e mantenha contato. Use a internet e os aplicativos, mas não se restrinja ao mundo virtual. Junte-se a um grupo, clube ou classe com o qual possa compartilhar interesses: cantar, dançar, cozinhar. Comece algo totalmente diferente, pelo prazer de aprender, e encontre gente em situação idêntica. Por último: permita-se ser vulnerável e pedir ajuda; assim outras pessoas poderão se aproximar.

Mark Freedman, pensador e militante da causa da longevidade, tem uma proposta que me encanta: a fonte da juventude é se relacionar com a garotada. Há evidências, tanto no campo da Antropologia como na Psicologia, de que jovens e velhos foram feitos uns para os outros. Os mais velhos têm um profundo desejo de serem necessários;

os mais jovens precisam ser nutridos, protegidos. Apesar da complementaridade evidente, a sociedade nunca esteve tão distante dos benefícios dessa convivência. Se já vivemos uma época de famílias grandes na qual o convívio entre gerações era a norma, hoje estamos na era da segregação etária. O modelo norte-americano de condomínios para idosos parece sedutor: uma vizinhança com gente da mesma idade. Minha sugestão: amplie sua lista de alternativas e se surpreenda com o novo.

MANUAL DE ETIQUETA PARA CONVIVER COM OS FILHOS ADULTOS

Enquanto são pequenos, ou até adolescentes, as decisões são nossas – embora às vezes nem tanto, sabemos bem. Mesmo que seja preciso investir numa sessão de convencimento ou disparar uma enérgica última palavra sobre determinado assunto, o poder emana dos pais. Só que crianças crescem e não há receita infalível para evitar exageros por parte daqueles que passaram anos exercendo sua autoridade: nós. Como refrear o ímpeto de dar conselhos, palpites e fazer observações sobre como vivem, se alimentam e educam seus pimpolhos? Será que um manual de etiqueta para lidar com os filhos adultos é algo completamente desnecessário, já que o grau de intimidade desse núcleo familiar tem raízes profundas? Talvez não. Agora essas pessoas independentes querem ser respeitadas e, assim como considerávamos um absurdo qualquer comportamento invasivo de nossos pais, temos que aprender a criar limites para nós mesmos.

Uma primeira sugestão: seja educado e economize os comentários, como faria com conhecidos. Por acaso alguém pediu sua opinião? Lembre-se dessa frase, que pontuou tantas discussões quando era jovem,

para não ter que ouvi-la.
O que nos leva à etapa seguinte: não se trata apenas
de dar espaço para que nossos filhos sejam independentes,
temos também que dar crédito a
eles. Afinal, trabalham, cuidam da
própria vida e se viram quando não estamos por perto. O resultado dessa perspectiva é tirar um fardo das nossas costas:
não temos que ficar o tempo todo de pronti-
dão, como se fôssemos super-heróis.

Acabei de pincelar um quadro onde, apesar
de eventuais divergências, há convivência e afeto,
mas nem sempre é o que acontece nas famílias.
O distanciamento dói como uma punhalada
quando, num telefonema, vem a constatação de que aquela criança amorosa foi en-
golida por um adulto sempre ocupado
que concede alguns segundos antes
de desligar. As visitas escasseiam,
os almoços são protocolares. A
alegação é de que estão sobrecarregados com o trabalho,
com sua própria prole, com
problemas no casamento

(ou num novo relaciona-
mento). Claro que você os
criou para o mundo, por isso
lamúrias não vão reverter esse
quadro – na verdade, tornarão
os encontros mais penosos. Não se
dê por vencido: use as redes sociais
a seu favor para acompanhar o dia a
dia dos seus entes queridos. Se não consegue reunir a turma toda, tome a iniciativa e faça "recortes familiares": uma visita
aqui, um lanche ali, uma ida ao cinema com
um neto, e assim por diante.

Há quem opte por uma espécie de subser-
viência amorosa: a pessoa fica disponível para
aceitar qualquer pedido ou tarefa para garantir um mínimo de convivência. Mães,
principalmente, e pais se condicionam a
pensar que seus desejos e vontades não
importam, porque todos os sacrifícios
devem ser feitos em nome da feli-
cidade das "crianças". Some-se a
isso o fato de não conseguirmos
estabelecer limites na relação
com os filhos, mesmo quando eles cometem erros. O

resultado pode ser um relacionamento tóxico que vai ocupar seu tempo, mas sem nutri-lo de afeto.

A situação pode ganhar contornos dramáticos na esteira da crise econômico-financeira do país. Adultos jovens, ou nem tanto, que constituíram família se veem, de uma hora para a outra, sem emprego e com filhos pequenos ou adolescentes. Para começar, há a questão sensível da dependência econômica: seu rebento teve que andar algumas casas para trás para tentar se aprumar de novo – voltarei ao assunto no capítulo "Dinheiro", na seção "Ajude os filhos sem se arruinar". A relação entre vocês também mudou, as visões de mundo podem ser até conflitantes. Mais: prepare-se para conviver de perto com a forma como seus netos estão sendo criados, porque você pode não concordar com boa parte das ideias que são postas em prática. Não perca de vista um mantra: evite discussões. Respire fundo, conte até 10 ou 100, e espere um momento tranquilo para expor seus pontos de vista.

Mesmo que pareça um pouco duro, tente estabelecer um prazo para esse arranjo, de forma que não perca o caráter provisório. Pode ser o tempo para arranjar outro emprego, pagar dívidas, conseguir um lugar para morar, enfim, ter um objetivo vai ajudar a alimentar o foco e recuperar a autoestima. Se a situação não for precária por parte dos novos moradores, eles devem contribuir em alguma medida com as despesas da casa: pagando as contas de luz e gás, por exemplo. É fundamental zelar pela manutenção de um mínimo de privacidade. Seu quarto deve ser um território ao qual só se tem acesso mediante convite. Do contrário, corre-se o risco de encontrar os netos esparramados na cama vendo TV ou jogando *videogame*. A responsabilidade pela arrumação e limpeza tem que ser compartilhada, para ninguém achar que está num hotel e pode deixar pratos sujos empilhados ou roupas no chão.

A convivência com os netos pode ser uma enorme fonte de prazer. Leia com os menores, ensine aos maiores jogos divertidos que já não estão na moda e abra um canal de comunicação com os adolescentes para eles expressarem seus medos e ansiedades. No entanto, não se faça presente em excesso – noras e genros podem ser especialmente suscetíveis – e estabeleça limites para não se transformar em babá em tempo integral, ainda mais se tiver limitações de saúde. Importante deixar claro que não é sua obrigação buscar as crianças na escola ou supervisionar os deveres de casa. Pôr tudo isso em prática demanda disciplina...

OS NOVOS AVÓS

O bônus da longevidade vai dar a cinquentões, sessentões e setentões um lugar de destaque na convivência com os netos. A geração *baby boomer*, que se sente jovem e com energia,

ganhou uma espécie de
prorrogação da partida,
um tempo extra para deixar
seu legado: não só crianças e
adolescentes terão oportunidade de formar laços profundos e
duradouros com seus avós, como
esses também serão responsáveis pelos cuidados dos netos. Um dos motivos
é a participação da mulher no mercado de
trabalho. Outro: divórcios. Mais um: pais e
mães solteiros precisam de uma rede de suporte para atender aos compromissos profissionais.
Minha aposta otimista é de que a convivência pro-
longada com pessoas que estão envelhecendo
fará com que essa nova geração tenha maior
empatia em relação aos idosos.

No Reino Unido, uma em cada três
mães empregadas depende do auxílio
dos avós na criação dos filhos. Mesmo
na Europa, há grandes diferenças
entre os países: naqueles com menor infraestrutura, como Itália,
Espanha e Grécia, 40% tomam
conta dos netos, enquan-
to o percentual cai para

20% na França, Suécia e Dinamarca. Pode dar trabalho, mas tem suas compensações. Estudo publicado no fim de 2019, na revista médica *BMJ Open*, mostrava que avós que participam da vida dos netos têm uma rede social mais ampla do que aqueles que não desempenham esse papel. A pesquisa ganha peso quando a associamos a outras que apontam a importância das conexões sociais como fator para o bem-estar dos idosos.

Um único senão para essa experiência tão rica: é importante criar limites para não acabar sendo "sugado" por responsabilidades, com risco para a própria saúde. Ofereça carinho e seus serviços, mas apenas o tempo de que realmente dispõe, e não toda a sua agenda. Ainda que não esteja trabalhando, você precisa ver os amigos, ir ao cinema, cuidar de si. Isso também se aplica em relação ao dinheiro: a carteira do vovô ou da vovó não é fonte inesgotável de notas e moedinhas. A ajuda financeira não pode drenar suas economias e comprometer o futuro.

CUIDANDO DE PAIS IDOSOS

Quando se é criança, os adultos, e especialmente nossos pais, parecem seres com superpoderes, capazes de tudo. No entanto, quando envelhecem, é comum que a situação se inverta e passemos a ser os guardiões do seu bem-estar. Todos queremos que nossos idosos sejam independentes e tenham autonomia e qualidade de vida. Mas como saber se, em casa, longe do convívio social e familiar, tudo está sob controle? É possível mapear indícios de que talvez se aproxime a hora de uma intervenção, que pode começar com uma conversa franca sobre as limitações que estão surgindo. Há necessidade e condições de contratar um cuidador? O cenário inclui, a médio ou longo prazo, a hipótese de internação numa instituição, se não houver

ninguém disponível para
os cuidados do dia a dia?

Quedas frequentes são
um mau sinal, um alerta de falta de equilíbrio que pode resultar em fraturas. O idoso pode dizer
que é desastrado, que foi por falta
de atenção, mas tombo é sinônimo de
risco. Todas as limitações de movimento
devem ser levadas em conta: dificuldades
para se vestir, para se sentar e levantar, para
andar na rua. Conforme os problemas se agra-
vam, a tendência é a pessoa restringir suas saídas
e fazer ainda menos exercício, num círculo vicioso. Uma visita inesperada pode ser reveladora.
Cheque se os aparelhos eletrodomésticos estão
quebrados ou se há correspondência ou lixo
acumulados. Uma espiada na geladeira e
na despensa serve para conferir se há
produtos fora de validade, restos de
comida que deveriam ter sido descartados ou um excesso de itens repe-
tidos. No quesito aparência, ob-
serve se houve perda de peso
expressiva, que sugira alimentação inadequada ou

alguma enfermidade. O ganho de peso também não é saudável e indica a necessidade de procurar um médico. Uma questão constrangedora, mas que não pode ser ignorada: roupa suja ou odores que denotem falta de cuidados com a higiene. São indícios de comprometimento cognitivo ou depressão – ou ambos –, assim como não procurar os amigos, abandonar *hobbies*, não querer sair de casa e não demonstrar interesse por nenhum assunto.

Na parte financeira, mesmo que sempre tenha considerado seus pais independentes, que souberam administrar a vida profissional e a financeira, conversar sobre a administração do dinheiro é importante. Consultores financeiros recomendam a regra dos 40/70: se você está se aproximando ou entrou na casa dos 40 e, eles, na dos 70, abordar o tema pode evitar que as coisas saiam do controle – por exemplo, quando os filhos descobrem compras que fogem do padrão, cheques devolvidos ou contas que não foram pagas. Quase sempre se trata de uma questão sensível, porque inverte os papéis nos quais as relações familiares estão assentadas. Introduza o assunto com cuidado, até de um jeito casual, como se não fosse algo relevante, e nunca na frente de um monte de gente.

A velhice não é um período homogêneo e compreende diferentes estágios: até os 70 anos, os indivíduos atualmente são considerados idosos jovens. Talvez seja a ocasião propícia para começar a conversa em pé de igualdade. Entre os 70 e 80, as doenças crônicas se manifestam com maior frequência e talvez surjam as primeiras limitações. O ideal é ter acesso a todas as informações sobre as finanças: contas bancárias, pagamentos em débito automático, cartões de crédito, empréstimos, investimentos, seguros, certidões (nascimento, casamento etc.). Isso inclui a lista de logins e senhas – ainda que você não fique com uma cópia da relação, peça que digam onde está guardada,

para o caso de uma emer-
gência. Mesmo depois dos
80, se não há uma restrição
severa de saúde, todos prefe-
ririam morar em suas casas, sem
mudanças significativas em sua rotina. No entanto, é nessa fase que os
quadros de demência se tornam mais
comuns, e, se nada foi discutido antes,
muitas das decisões a serem tomadas poderão ser o oposto do que seus pais desejariam
para o fim de suas existências.

Um momento delicado é quando nos depara-
mos com a necessidade de acolher pai, mãe, ou os
dois, em casa. A decisão deve ser acompanhada de
planejamento, que pode incluir não apenas modificações no imóvel, como a instalação de barras no banheiro, ou retirada de tapetes, mas,
principalmente, de preparação psicológica
para a fase que se inicia. Em primeiro
lugar, converse com os membros da
família para alinhar as expectativas.
Qual será o rearranjo para acomodar as pessoas com o conforto
de antes? Como garantir um
mínimo de privacidade aos

novos e antigos moradores? Que tarefas caberão a cada um? Se há um empregado doméstico, haverá atribuições extras que justifiquem um aumento de salário? Vão receber também um animal de estimação que possa interferir na rotina? É melhor ser transparente e listar eventuais dificuldades, já pensando numa solução para elas.

É indispensável ter uma visão clara do nível de cuidados que o idoso exige, para saber se a família dará conta do recado sozinha. A análise tem que ser realista, considerando a administração de medicações, o preparo de refeições e até ajuda para se vestir, tomar banho ou ir ao banheiro. Como atender a demandas desse tipo se todos trabalharem fora? Embora à primeira vista a solução de morarem juntos pareça ser a mais econômica, revise seu orçamento para não ter surpresas e inclua outros parentes que possam ser úteis, doando seu tempo ou contribuindo financeiramente.

Com certeza a rotina vai mudar, mas é importante

tentar manter o mesmo
estilo de vida, do contrário
o estresse tomará conta do
ambiente. De quebra, o idoso
se sentirá mais à vontade e não
vai se considerar um estorvo. Não
é hora de reviver antigas tensões
do passado, nem de reproduzir com-
portamentos de décadas atrás: você não
precisa prestar contas de cada movimento, nem compartilhar decisões sobre o dia
a dia doméstico. A decadência física e mental
dos pais nos confronta com nosso próprio envelhecimento, por isso admita momentos de fragilidade, tristeza ou raiva e considere a possibilidade
de auxílio psicológico.

Ainda mais desafiadora é a situação em que
os pais foram responsáveis por relações tóxi-
cas, carregadas de perversidade, dentro de
casa, o espaço que deveria ser de proteção e aconchego. Os abusos, verbais,
físicos e até mesmo sexuais, causam
danos tão severos que cicatrizes
acompanham os indivíduos por
toda a sua vida. Todos deveriam ter acesso à ajuda tera-
pêutica, mas não é o que

acontece. Muitos não conseguem superar as humilhações e vivem existências dilaceradas. Pode ser que os antigos abusadores, agora vulneráveis, tenham sido vítimas quando crianças, mas, ao serem incapazes de interromper esse ciclo, deixam um legado de dor para as gerações seguintes. Legalmente, os filhos são responsáveis pelos pais idosos, mas o aspecto jurídico está longe de esgotar o assunto.

PERDAS E RESILIÊNCIA

Normalmente associado à morte de uma pessoa próxima, o luto, na verdade, é um processo que nos acompanha ao longo de toda a vida, a cada perda que enfrentamos em nossa trajetória. Já nascemos perdendo a segurança do útero materno. A criança perde o colo, mas ganha a capacidade de andar. O adolescente perde a infância, mas ganha um novo corpo que o introduzirá na vida adulta. Conforme envelhecemos, perdemos a aparência jovem, o vigor, a beleza. Com a aposentadoria, vai-se o *status* do sobrenome corporativo. Entre os que passaram dos 40 anos, fica difícil achar quem não tenha encarado um leão dentro da jaula: uma demissão injusta, o fim de um casamento, uma doença grave ou a morte de um ente querido.

No entanto, viver tal experiência também pavimenta o caminho para se descobrir como cicatrizar as feridas, superar o golpe e seguir em frente. Isso se chama resiliência. Aliás, o termo vem da física: de acordo com o *Dicionário Houaiss*, trata-se da propriedade que alguns corpos apresentam de voltar à forma original após terem sido submetidos a uma deformação elástica. O primeiro passo é cultivar o otimismo, que não é a mesma coisa que enxergar tudo com lentes cor-de-rosa. Na prática, é encarar a dificuldade como algo que será vencido, em vez de se sentir derrotado logo de saída. É o que nos dá força para reescrever a própria história, como demonstra

quem viveu a infância
num ambiente negativo –
ele não é determinante para
forjar o adulto no qual aquela criança vai se transformar. É
impossível habitar uma redoma
de vidro, use suas conquistas como
uma espécie de combustível para seguir adiante. Lembre-se de quantas vezes você teve que dar a volta por cima e
viu que era capaz de buscar energia para
vencer os obstáculos.

Ninguém precisa dar uma de Pollyanna,
adorável personagem da literatura infantojuvenil
do século passado que brincava de "jogo do con-
tente": de todo dissabor, ela extraía uma alegria.
Mas pense que o resultado das adversidades
não foi uma subtração, e sim uma soma. Na
velhice, depois de uma longa convivência
e de muito aprendizado com as mortes,
reais e simbólicas, chegamos a um
ponto em que estamos mais equi-
pados de conhecimento. Um ponto no qual, finalmente, estamos
prontos para compreender a
importância de deixar um
legado às gerações futuras.

SEXO,
AINDA UM TABU

A parceria afetiva e sexual é um poderoso antídoto contra o isolamento e a solidão. No entanto, ao envelhecerem, os casais começam a se afastar justamente na cama. Há muitos motivos para isso e diversas alternativas. A perda da atmosfera romântica pode levar ao declínio do erotismo, mas é algo que acontece em outras fases dos casamentos – e bem antes da velhice... É esperado que, depois de anos de convivência, a paixão não seja a mesma. Ainda que o casal se ame, há ressentimentos do dia a dia para superar. O ideal é manter o fluxo contínuo: não deixar de fazer sexo com regularidade, não deixar de compartilhar os sentimentos positivos, e os negativos, para, assim, alimentar a intimidade. Deixar que a chama se apague, por cansaço, falta de tempo ou rancor, dificulta a retomada.

Os dois principais problemas que afetam homens e mulheres são, respectivamente, a qualidade da ereção e a perda da libido. Apesar do tamanho do pênis ser um grande fantasma na vida sexual dos homens, a qualidade da ereção, que começa a entrar em declínio a partir dos 45 anos, é um embaraço maior. Os medicamentos são eficazes, mas, se a autoestima estiver abalada, o quadro se complica. Numa situação de disfunção erétil, é comum que o homem, constrangido, deixe de beijar ou tocar a parceira. Esse afastamento vai desconsiderar outras opções para manter a proximidade do casal.

Para a mulher, o impacto da menopausa é enorme. O corpo gradualmente para de produzir o hormônio estrogênio e, entre inúmeras outras consequências, a lubrificação da vagina fica prejudicada, o que pode provocar dor na relação e aumentar a lista de "inimigos" da libido. Por isso, é fundamental caprichar nas preliminares e utilizar algum tipo de gel lubrificante à base de água.

A reposição hormonal, sob orientação médica, não

deve ser descartada. Com filhos criados e sem o risco de engravidar, a vida sexual poderia ser mais estimulante, mas não é o que acontece. Muitas mulheres acabam deixando de fazer sexo, mas a decisão pode estar associada à má qualidade da prática: ela precisa de um tempo maior para atingir o prazer, mas raramente discute o assunto com seu parceiro. Ou seja, a sexualidade é uma criação diária e seu exercício, na velhice, vai depender do que foi construído ao longo da existência.

A questão também é negligenciada nos consultórios. Médicos não costumam perguntar para as pacientes sobre a qualidade do seu orgasmo, nem querem saber dos homens se a rigidez peniana está satisfatória. Entretanto, os profissionais de saúde conhecem o peso que as doenças crônicas representam na busca pelo prazer. O diabetes acelera o declínio sexual nos homens. Pacientes que sofrem de doença coronariana podem ter medo de sofrer um infarto durante o ato.

Medicamentos como antidepressivos e ansiolíticos afetam a libido, assim como a má qualidade de sono. As escolas de Medicina não oferecem repertório aos estudantes sobre o tema, e os médicos temem que endereçar o assunto leve a mal-entendidos e até a acusações de assédio. Seria bom derrubar esse muro, porque quando o paciente descobre que pode se abrir, sente-se confiante para abordar qualquer outro ponto, o que ajuda no reconhecimento de problemas como violência doméstica ou abuso de substâncias. Não falar sobre não impedirá que idosos façam sexo. Sentindo-se inadequados por terem desejo, muitos se calam e se expõem ao risco de contrair doenças sexualmente transmissíveis como a aids.

ABUSOS:
O INIMIGO PODE ESTAR
DENTRO DE CASA

Há um Dia Mundial da Conscientização contra o Abuso de Idosos: 15 de junho.

Criado pela Organização das Nações Unidas (ONU), o que esse nome pomposo esconde é uma triste realidade que não tem fronteiras e cujas estatísticas não retratam com fidelidade a extensão do mal. O mais visível é a violência física, mas abuso pode se caracterizar por qualquer ação que cause dano a uma pessoa mais velha, num leque que vai do emocional ao financeiro.

Um grande passo já foi dado em relação às crianças. Quando uma dá entrada em hospital e há suspeitas de maus-tratos, os próprios médicos tomam a iniciativa de denunciar. Esses são sinais também presentes em vítimas mais velhas: machucados, fraturas, falhas de cabelo, má nutrição e desidratação, problemas de saúde sem explicação, medo excessivo, distúrbios de sono ou sintomas de utilização inadequada de medicação. De acordo com dados oficiais, seis em cada dez casos ocorrem dentro de casa e as mulheres são os principais alvos. Amor, culpa e vergonha muitas vezes impedem que os idosos denunciem os responsáveis, na sua maioria parentes ou pessoas próximas. Pais justificam atos violentos de filhos como se fossem uma exceção, e não a regra. O medo da retaliação pesa, a convivência se dá com um inimigo íntimo.

Embora nada justifique os maus-tratos, o cuidador também pode estar sob o estresse do desemprego ou sob o uso de drogas, ou ter histórico de ter sido abusado. Se aquele núcleo familiar depende da renda da pessoa mais velha, temos a tempestade perfeita. Um comportamento que deve chamar a atenção é se esse cuidador insiste em manter o idoso isolado, recusando ajuda externa. O distanciamento não serve apenas para esconder agressões físicas, pode funcionar como instrumento de abuso emocional. Enquanto não houver políticas públicas eficientes que protejam essa população em expansão, todos temos que nos engajar para que seres humanos em situação de fragilidade não permaneçam invisíveis.

3

Dinheiro

EDUCAÇÃO FINANCEIRA É A CHAVE PARA DECIFRAR A ESFINGE

É paradoxal: embora as pessoas sonhem com uma aposentadoria na qual seja possível colher os frutos de uma vida de trabalho, a maioria prefere não dedicar atenção ao assunto até a meia-idade. Pode ser que a resposta esteja relacionada ao medo de envelhecer, à constatação da aproximação do fim, ao receio de enfrentar um período de fragilidade. Se for, mais um motivo para estar preparado como diligente formiguinha, e não como incauta cigarra.

Na verdade, o ideal é começar a

falar sobre isso o quanto antes, colocando a família inteira na roda de conversa. Filhos adolescentes ou em início de carreira, netos, todos se beneficiarão com uma discussão aberta sobre como economizar para o futuro. Se gastamos um bom tempo na hora de escolher um roteiro de férias, vale fazer o mesmo quando se trata da aposentadoria.

Além dos apuros com o orçamento, temos dificuldades em superar alguns padrões mentais. O primeiro é dar foco no que desejamos alcançar, o que facilita dizer "não" a tentações do presente. Uma das frases recorrentes que escuto é: "depois dou um jeito, vou fazer uns bicos", ou variações sobre o tema. Lamento, mas é uma fantasia, porque não teremos a mesma energia ou há uma boa possibilidade de sermos rechaçados pelo mercado. Parece óbvio, mas devemos alimentar a conexão entre o presente e o futuro, porque ele nunca está tão longe quanto parece.

Os economistas também citam a aversão ao risco como uma variável que nos impede de poupar. Com os solavancos que sacodem o cenário, muita gente desiste de investir porque não acredita que uma eventual perda poderá ser recuperada lá na frente. É preciso conter a ansiedade e evitar um dos piores erros, que é comprar na alta (porque erroneamente acreditamos que continuará para sempre) e vender na baixa (neste caso, a crença equivocada é de que os valores não vão parar de cair).

Há outras frentes de batalha. Quanto antes começarmos a fazer um enxugamento das despesas, melhor. Vá para um apartamento ou casa menor, principalmente se tiver filhos crescidos, que com certeza não querem voltar a morar contigo. Com menos espaço, exercite sua visão crítica em relação ao que guardou ao longo dos anos. Talvez você tenha um aparelho de jantar

extra juntando poeira na
parte de cima do armá-
rio; roupas e sapatos que não
vai usar; livros que não vai reler...
Doar é sempre uma opção, mas vender
coisas seminovas pela internet pode render
uns bons trocados para engordar a poupança.
Por último, hora do pente fino: o que é essencial
e o que é dispensável em termos de assinaturas?
Que tal viver sem cartão de crédito, por exemplo? Apenas o movimento para cancelar os
serviços tende a resultar em, pelo menos,
redução do preço cobrado.

Quem está na casa dos 50 e 60 anos e
frequentou uma universidade deve se
lembrar de como o curso superior era
quase sinônimo de arranjar emprego e dar os primeiros passos como
adulto independente. Essa mesma geração assiste, aflita, aos
reveses dos rebentos que são
millennials – os nascidos entre 1980 e meados da década seguinte – para engre-
nar uma carreira: além

da faculdade, os jovens fazem mestrado, pós-graduações e encontram um mercado de trabalho mirrado, com salários baixos e exigências altas. Foram abalroados pelo colapso financeiro de 2008 e pelos efeitos colaterais da pandemia do novo coronavírus. Portanto, a melhor coisa que você pode fazer por seus filhos é garantir seu próprio futuro, para não depender deles. Em primeiro lugar, porque abalaria sua autoestima e autonomia, ou seja, o controle sobre as decisões relacionadas à sua vida. Em segundo, porque vêm diminuindo as chances de eles serem capazes de bancar seu sustento, mesmo que, legalmente, o Estatuto do Idoso garanta esse direito aos mais velhos.

QUANTO POUPAR PARA NÃO DEPENDER DA PREVIDÊNCIA

Viver com os proventos da aposentadoria soa como

ficção científica. Não são
apenas os brasileiros que
têm dificuldade de poupar,
trata-se de um fenômeno
mundial, por isso educação
financeira terá que se tornar
matéria obrigatória nas escolas
desde cedo. A primeira lição: comece o quanto antes. Separe uma
parte do que ganhar, por menor que
seja, assim que receber – esperar que
algo sobre no fim do mês é uma ilu-
são. No livro 4 *dimensões de uma vida em
equilíbrio*, três especialistas em finanças
mostram, através de uma regra fácil de
memorizar, como calcular a poupança a ser
acumulada enquanto estiver na ativa. Denise
Hills, Jurandir Macedo e Martin Iglesias usam
quatro números para medir a "saúde" do dinheiro economizado: 1-3-6-9. O número 1 corres-
ponde ao valor recomendável para uma
pessoa com 35 anos ter guardado:
nessa idade, o ideal seria ter 1 ano
de salário em algum tipo de
investimento. O número

3 representa o valor para quem chegasse aos 45 anos: 3 anos de salário. Aos 55, seriam 6 anos de salário e, aos 65 anos, 9 de salário, passaporte para manter padrão de consumo semelhante.

Vamos imaginar alguém que ganhe R$ 5 mil por mês. Aos 65 anos, esse indivíduo deveria ter R$ 540 mil aplicados. A conta é feita assim: R$ 5 mil de salário x 12 meses (R$ 60 mil, o que ganharia em 1 ano) e depois multiplicados por 9 anos, para manter a mesma renda sem precisar da aposentadoria – considerando uma expectativa de vida de 80 anos. Inviável? Infelizmente, sim, para a maioria esmagadora da população. Mas essa conta foi feita para se viver sem depender da Previdência. Antes de jogar a toalha, vamos acompanhar o raciocínio do trio de autores, que propõe o hábito de economizar desde cedo: quem está com 25 anos deveria guardar 10% da sua renda (a idade menos 15). Se quiser começar

a poupar com 26 anos,
será preciso reservar 11%
(26 menos 15). Resumo da
ópera: conforme o tempo passa,
maior terá que ser a poupança.

Proponho um simulado para quem
está na faixa dos 40 ou 50, como aqueles que
os estudantes fazem para o vestibular. Enquanto
está na ativa, que tal viver de 3 a 6 meses como
se estivesse aposentado, para ver se suas pro-
jeções sobre o futuro estão corretas ou pecam
pelo otimismo? A primeira coisa é listar os
recursos que acredita que terá quando se
aposentar: pensão do INSS, rendimento
de aplicações, talvez o aluguel de um
imóvel. O segundo passo é enumerar
as despesas: moradia, alimentação,
saúde... A conta não fecha e a diferença é grande, muito grande,
enorme? Paciência, o simulado
vai começar, e você terá que
passar os próximos meses
cortando gastos e buscan-
do alternativas para re-
desenhar seu futuro.

Ser confrontado com a dimensão da distância entre os dois orçamentos terá efeito pedagógico. Primeiro, mentalize o que vai cortar. Se tem carro, conseguirá mantê-lo? Isso significa combustível, IPVA, seguro, estacionamento e, eventualmente, multas. Comer fora: até o *fast-food* pesa no bolso, além de não ser saudável. Fora do mercado de trabalho, certamente suas necessidades de renovar o visual se reduzem. E use uma lupa para localizar as gorduras que drenam seu dinheiro. A etapa seguinte é pensar em novas fontes de renda. Melhor consegui-las quando ainda se está em atividade e com a rede de contatos intacta, do que mais tarde, quando os movimentos no tabuleiro de xadrez estiverem limitados.

Outras ideias surgirão durante o simulado: você pode considerar a hipótese de se mudar para uma cidade do interior,

onde os custos são me-
nores. Ou, como nos ve-
lhos tempos de estudan-
te, dividir o apartamento
com um amigo ou parente.
Uma coisa é certa: o exercício
é um choque de realidade e
uma lição de disciplina.

AJUDE OS FILHOS
SEM SE ARRUINAR

Os mais jovens têm se deparado
com um mercado estagnado, mesmo
que tenham cursado boas universidades
e feito pós-graduação. Com o desemprego
em alta, há os que permanecem na casa dos
pais e aqueles que, demitidos, acabam voltan-
do ao lar paterno ou materno – às vezes com
filhos. Ninguém está livre de uma separação
complicada ou de uma crise profissional,
mas como dar uma mão aos rebentos
sem arruinar a própria poupança e
comprometer a aposentadoria?
Ninguém quer ver seu
"bebê" sofrendo, mas,

se você bancar tudo, ele nunca aprenderá a refazer o orçamento num nível compatível com suas reais posses. Ajudar com a compra de supermercado, ou numa despesa extra, é uma coisa. Outra é se comprometer a pagar o colégio dos netos. Por quanto tempo? Não seria mais realista transferir as crianças para uma escola pública? Educação financeira é importante desde cedo, para se aprender que há limites entre desejos e consumo. É preciso deixar claro que o arranjo deve ser temporário e estabelecer um prazo. Não se trata de ficar indiferente aos problemas, e sim de fixar limites.

Se não for prioridade, não pague. Anote as despesas extras e, ainda que não haja intenção de cobrar, seu filho tem que reconhecer a dimensão do auxílio, até para se motivar a agir. O que não pode ocorrer é essa fase se tornar um sorvedouro que consuma suas economias e o leve

ao endividamento. Há
alguns indicadores que
dão o alerta sobre a gravida-
de do quadro. O primeiro deles é
seu próprio bolso: você teve que refazer seu orçamento e começar a se privar
de itens básicos? Como pais, nossa tendência é procurar justificativas: "ele não consegue
achar um emprego"; "ela precisa de um carro
para trabalhar". Outro sinal de que as relações familiares estão sob estresse: todas as
conversas giram sobre o tema dinheiro. Os
telefonemas são basicamente para pedir grana, os encontros são pontuados
por lamúrias, ou povoados por planos às vezes mirabolantes, que des-
cambam em pedidos de ajuda. A
sensação que se tem é de que eles
estão cada vez mais dependen-
tes, o que nos leva a uma situação inusitada: seu auxílio
não apenas é esperado, e
sim exigido!

Não se culpe achando
que falhou na educação

dos filhos. Com certeza, seus esforços foram para ser o melhor pai, a melhor mãe durante esses anos. E errou, como todo ser humano, mas merece o amor e o respeito deles. Não existe uma receita mágica, nem se trata de suspender toda e qualquer assistência, mas de encontrar uma solução negociada que não ponha em risco toda a família. Se houver possibilidade, um terapeuta pode servir como mediador sobre expectativas e limites a serem acordados. Por último, vale registrar a frase do multimilionário Warren Buffett: "quero dar a meus filhos bastante dinheiro para que possam fazer o que quiserem, mas não dinheiro bastante para que não façam nada".

POR QUE AS MULHERES TÊM QUE POUPAR MAIS?

Em primeiro lugar, parabéns! Se você é mulher,

sua expectativa de
vida supera em 7 anos
a de um homem e terá
mais tempo neste planeta
conturbado, mas fascinan-
te. No entanto, elas ganham
menos e costumam pôr a família em primeiro lugar, o que as
leva a sacrificar a carreira ou sair
temporariamente do mercado de
trabalho para criar os filhos ou cuidar de um parente idoso. O resultado
disso é que a desigualdade de gênero se
estende ao período pós-aposentadoria:
trocando em miúdos, a velhice feminina
pode ser longa, solitária e sem dinheiro.

Para piorar, a mulher que investe tende
a ser mais conservadora em suas aplicações,
o que gera um retorno menor sobre o investimento e limita sua capacidade de poupança. Não há dúvida de que esse é um
bom indicativo da importância da
educação financeira, uma lição
que deve ser transmitida
a filhas e netas. Esteja

atenta às oportunidades e aprenda a fugir de armadilhas. Oportunidade: plano de previdência privada oferecido pelo empregador, que também faz um aporte mensal. Armadilha: produtos bancários de má qualidade que o gerente tentará lhe empurrar, como títulos de capitalização. Aprenda a recusar sem culpa!

O fim do relacionamento, seja por divórcio ou morte do cônjuge, pode ser considerado um terremoto de grandes proporções. No caso de separação, se o marido é o único responsável pelas finanças domésticas e a mulher não tem nem conta própria, poderá se ver sem acesso a qualquer recurso e, ainda por cima, com desafios como mudar-se ou manter-se durante o processo de separação, além de pagar um advogado. Na viuvez, não basta a dor, o luto. O estresse da situação é tão grande que é como se o cérebro congelasse, afetando atenção,

memória e a capacida-
de de tomar decisões.
Portanto, o cuidado tem que
ser redobrado, principalmente
para quem não tem intimidade com
investimentos. Logo após a morte, só se
deve fazer o que é inadiável e se ater a essas
providências, como pagar boletos e levantar os
benefícios a que tem direito.

Fundamental não se apressar em vender o imóvel onde mora, agora que está sozinha, ou em se mudar para a casa de um
filho ou filha. A dúvida mais recorrente
é: "terei o suficiente?". Essa é a hora de
levantar as fontes de receitas e as despesas para avaliar as opções. Amigos
e familiares às vezes querem ajudar
sem conhecer a situação. O ideal é
contar com o auxílio de um profissional de confiança, inclusive
para se defender de abusos.
Infelizmente, eles podem
acontecer no seu círculo íntimo: filhos e netos pedin-
do dinheiro emprestado

ou para fazer negócios. Há também o risco de predadores financeiros travestidos de príncipes encantados que caçam suas presas nas redes sociais.

COMO SE PROTEGER DE GOLPISTAS

A maior incidência de abusos financeiros ocorre a partir dos 70 anos, quando o idoso vai se fragilizando. O mais comum é que filhos ou parentes se apropriem da sua renda, que já é pequena e mal dá para cobrir as despesas. Aliás, assim que a pessoa se aposenta, passa a ser assediada por ofertas de crédito consignado e pode entrar numa espiral de erros, às vezes pressionada pelos familiares: abre mão da sua pensão para compor o orçamento, se endivida ao utilizar cartões de crédito ou contrair empréstimos e acaba com o nome sujo.

É chocante o abuso ser cometido por gente

próxima, que deveria
zelar pelo seu bem-es-
tar. A situação é desola-
dora: que pai ou mãe quer
denunciar um filho, ainda
mais quando, na maioria das
ocasiões, não existe a opção
de se afastar daquele ambiente?
Some-se a isso uma longa lista de
golpes que a internet veio amplificar. As fraudes têm se multiplicado
vertiginosamente. Pode ser uma jane-
la que aparece na tela do computador
simulando um programa para fazer uma
varredura contra vírus ou uma mensagem
que parece vir do seu banco, da Receita
Federal ou de uma empresa conhecida, mas
cujo objetivo é ter acesso a informações.

Planos de investimento com altas taxas de
retorno: essa era a isca utilizada por Bernie
Madoff, pivô da maior picaretagem
da história com o dinheiro alheio.
Enganou muita gente e foi parar na cadeia, mas há outras
pirâmides financeiras

por aí. O roteiro é óbvio: com a promessa de lucros acima de qualquer expectativa. E até hoje circulam contos da carochinha nos quais um desconhecido herdou uma fortuna na África e procura um "parceiro" para viabilizar a retirada da grana... O telemarketing de araque é golpe antigo e recorrente, no qual os bandidos fingem vender produtos que nunca são entregues. De posse dos dados da pessoa, podem ampliar o prejuízo usando as informações. Por fim, os netos de mentira em apuros são uma variante do golpe do sequestro, na qual alguém telefona perguntando: "adivinhe quem está falando, vô/vó?". Se a vítima morder a isca, dando um nome, será levada a ajudar um falso neto com um depósito. E é claro que a senha para garantir o sigilo será: "não conte nada para meus pais, senão eles vão brigar comigo".

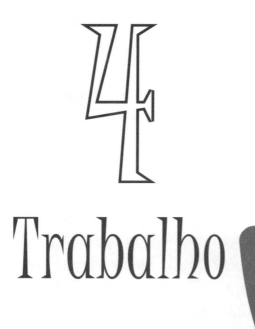

4
Trabalho

COMECE A PLANEJAR
SUA PÓS-CARREIRA
O QUANTO ANTES

Vou começar dando um mergulho no século passado. Na minha primeira carteira de trabalho, assinada em 1º de outubro de 1977, este era o texto impresso na página ao lado da foto: "A carteira, pelos lançamentos que recebe, configura a história de uma vida. Quem a examina, logo verá se o portador é um temperamento aquietado ou versátil; se ama a profissão escolhida ou ainda não encontrou a própria vocação; se andou de fábrica em fábrica, como uma abelha, ou permaneceu no mesmo estabelecimento, subindo a escala profissional. Pode ser um padrão de honra. Pode ser uma advertência".

Por que esse "achado arqueológico" é significativo? Porque revela como funcionavam as relações de trabalho: esperava-se que o funcionário fosse leal e permanecesse décadas no mesmo emprego. O século XXI triturou esse pacto, o emprego com carteira assinada é quase uma ficção e labutar depois da aposentadoria se tornou a realidade da maioria. Portanto, assim como a gente planeja férias e casamento, deve passar a incluir a pós-carreira na planilha, porque teremos ainda muitos anos ativos pela frente, ainda mais se o que conseguimos economizar não for suficiente para nos manter.

Lynda Gratton, professora da London Business School e coautora do livro *The 100-year life: living and working in an age of longevity* (em tradução livre, *A vida de 100 anos: vivendo e trabalhando na era da longevidade*), costuma dizer que 50% das pessoas na faixa dos 60 viverão até os 100 anos. Acompanharão não apenas o crescimento dos netos, mas também dos bisnetos. Serão pelo menos mais 30 anos pela frente, e temos que nos empenhar para que signifiquem oportunidades e experiências, e não angústias e privações. Bom papo para o almoço de domingo, porque os jovens têm que saber que provavelmente abraçarão mais de uma carreira e talvez a novidade ocorra depois dos 50 ou 60 anos.

No cenário brasileiro, a desigualdade também marca a fase da pós-aposentadoria, na qual há dois grupos bem distintos: um protegido e o outro não. O primeiro normalmente tem mais anos de estudo e conseguiu acumular uma reserva financeira. O segundo é o dos desprovidos, dos que perderam o emprego e não conseguiram se recolocar. Apesar das diferenças, em comum, há o fato de que todos estão fora do mercado de trabalho e despojados do antigo sobrenome corporativo. Há os que precisam continuar lutando para sobreviver e aqueles que querem permanecer ativos.

Em ambos os casos, é uma pena que as empresas descartem essa mão de obra experiente e desperdicem talentos, mas, diante do desafio, o principal é ter foco para redesenhar o futuro. Por onde começar? Em primeiro lugar, o antigo *hobby* tem chance de se tornar uma fonte para complementar a renda: marcenaria, culinária, montagem de festas infantis. Quem está acostumada a cuidar – e usei o feminino porque essa é uma tarefa na qual as mulheres são a esmagadora maioria – pode profissionalizar-se neste campo. O mercado de cuidadores de idosos está em franca expansão e o nicho voltado para animais de estimação é uma opção. E o que uma pessoa aprendeu sobre gestão, logística ou distribuição em seu antigo emprego vai ajudar na formatação do próprio negócio ou num serviço de consultoria.

Ainda que, por enquanto, seus planos sejam de curtir a aposentadoria num *dolce far niente*, considere a possibilidade de se decepcionar com uma sucessão de dias nos quais a falta de um senso de propósito esvazie e envenene a rotina. Estudos da Harvard Business School mostram que os primeiros meses fora do ambiente profissional podem envolver uma crise existencial de contornos até dramáticos. A sensação de relaxamento e bem-estar com a situação tende a se dissipar logo, porque a questão não se restringe ao aspecto financeiro. Temos que pensar em quem queremos ser quando nossa carreira formal terminar. A ponte para uma nova identidade pode ser um negócio, dedicar-se aos netos ou fazer trabalho voluntário.

A reflexão vale para todos, inclusive os profissionais de ponta, porque o bônus da longevidade, que nos presenteou com décadas de vida, também encerra uma questão quase shakespeariana. Será que seremos suficientemente sábios para ter a humildade de reconhecer que não temos as habilidades necessárias para continuar a exercer nossas atividades? Tomemos como exemplo um cirurgião; afinal, pacientes dependem da destreza de suas mãos, além da sua agilidade mental para tomar decisões no caso de uma complicação. Como refletir, racionalmente, sobre a hora de parar?

Encerrar um ciclo não é sinônimo de sair de cena, e sim de reinventar a própria existência, como todos fizemos inúmeras vezes, talvez sem parar para pensar a respeito. Volto a falar da intergeracionalidade como um dos melhores instrumentos para uma nova identidade, compartilhando a história de uma iniciativa bem-sucedida: reconhecida internacionalmente por ter estudado e definido a fragilidade como um problema de saúde, a médica Linda Fried é cofundadora da Experience Corps, criada há 25 anos e presente em mais de 20 cidades norte-americanas.

No projeto, voluntários acima dos 50 anos se tornam tutores de crianças do terceiro ano de escolas públicas, para ajudá-las a melhorar o desempenho. O resultado é surpreendente: os estudantes não só melhoram as notas como têm menos problemas de comportamento. Para os mais velhos, um prêmio: eles apresentam melhores indicadores de saúde graças a essa interação e à prestação de serviços à comunidade. Pense grande sobre sua pós-carreira.

TRANSFORME A TECNOLOGIA EM ALIADA

O país conta com 134 milhões de usuários da internet, o equivalente a 74% da população com 10 anos ou mais, de acordo com levantamento de 2019 do Comitê Gestor da Internet no Brasil. A tecnologia não é início, nem fim, e sim um caminho para ajudar, para facilitar as coisas –

e é dessa forma que deve ser vista. Não é um nativo digital? Não se preocupe, é como carimbar o passaporte e tomar gosto por viajar: há muitos webdestinos para os ciberidosos. Em vez de pensar que está diante de um bicho de sete cabeças, imagine que tem uma varinha de condão para melhorar sua qualidade de vida. Mas cuidado: se a tecnologia é uma ótima ferramenta de aprendizagem e convivência, também pode se transformar numa compulsão. Há casos de idosos que, no lugar de expandirem seus horizontes navegando, se tornaram viciados na rede.

Engana-se quem acha que não vai conseguir surfar nessa onda. Quem tem um celular e frequenta redes sociais já é um habitante desse planeta, basta ampliar sua intimidade com o mundo digital e aumentar sua independência. A lista de serviços não para de crescer: há aplicativos para se exercitar, tomar os remédios na hora certa, lembrar onde o carro foi estacionado, armazenar e gerenciar senhas. Para se divertir e afiar o cérebro, há jogos, música, audio-livros, livros e, para garantir um bom sono, sons relaxantes para dormir.

A plataforma *Coursera* tem cursos para todos os perfis e gostos: de ciência da computação a desenvolvimento pessoal; de finanças a psicologia. No entanto, o campeão de acessos, com direito a legendas em português, chama-se *Aprendendo a aprender*. Mais de 2 milhões de alunos passaram por esses bancos escolares virtuais, e aconselho todos a fazer, porque é útil em qualquer idade, mas principalmente quando se é mais velho e se duvida da própria capacidade de assimilar coisas novas. Depois de se convencer de que seus neurônios têm muitas sinapses pela frente, experimente os tutoriais que ensinam de tudo, com a vantagem de que você determina o ritmo das aulas.

Dos 8 aos 80 anos, um dos pontos críticos é a questão da segurança. Quem baixa a guarda está sujeito a sofrer invasões virtuais e golpes, por isso atenção nunca é demais. No documento *#Internet com responsa 60+*, é possível encontrar uma cartilha com dicas valiosas e linguagem acessível, que está disponível para *download*. Sua produção foi motivada pelo crescimento de internautas nessa faixa etária. As recomendações dos especialistas que não podem ser ignoradas:

Senha: a finalidade é proteger o usuário durante o uso de um serviço, por isso deve ser pessoal e intransferível. Ao entregar sua senha a terceiros, você permite que tenham acesso às suas mensagens, fotos e demais informações. Além disso, alguém pode se passar por você nas redes sociais. Evite usar números e letras sequenciais, como 1234 ou abcd. Em vez de uma única senha padrão, utilize uma diferente para cada conta. Não use seu nome ou o de seus filhos e parentes, nem sua data de nascimento. Valha-se

de letras maiúsculas e minúsculas, números e caracteres especiais, como $ & # @.
Crie uma frase, por exemplo: MeuFilhoR@faelNasceuEm1985, que seja de fácil memorização.

Configuração das contas: a configuração se assemelha à porta de entrada da casa, ou seja, se deixá-la aberta ou entregar as chaves de onde mora a qualquer um, estranhos podem espiar e entrar na sua vida (digital) sem pedir licença. Nas redes sociais, tanto nos sites como nos aplicativos instalados no celular, há ferramentas para proteger a privacidade, e é justamente por meio dessas configurações que você conseguirá trancar os portões de sua casa na internet. Isso proibirá que pessoas mal-intencionadas vejam e leiam o que escreve, posta, curte e compartilha.

Informações: não divulgue seu nome completo, telefone e endereço. Mantenha o mínimo de informações possíveis em seu perfil. Evite publicar sua localização, falar dos eventos de que participa com sua família, mencionar planos de viagem ou informações sobre os períodos em que estará ausente de casa.

Proteção: proteja sempre seu computador e celular com mecanismos de segurança, como antivírus. Não utilize programas piratas, pois a maioria deles vem infectada com algum tipo de vírus. Não instale nenhum programa de origem desconhecida e desconfie de mensagens estranhas recebidas. Mesmo que pareçam de conhecidos e amigos, podem ter vindo de contas falsas ou invadidas. Você também pode pedir ajuda na *helpline* SaferNet Brasil.

Golpes: instituições financeiras nunca pedem confirmação de senhas e tampouco solicitam dados por e-mail, WhatsApp ou telefone. Se um "amigo" que conheceu na internet começar a desabafar sobre problemas financeiros ou, com um jeitinho encantador, pedir informações confidenciais, desconfie! Há todo tipo de malandragem praticada por meio de mensagens com títulos como "Você ganhou", "Fotos de traição", "Sua conta foi invadida", "Clique e concorra", "Veja as fotos do acidente de fulano de tal". São mensagens que induzem a vítima a fornecer seus dados, preenchendo formulários em páginas falsas ou simplesmente liberando o acesso ao dispositivo, clicando em links que permitem a instalação de códigos maliciosos no computador ou celular.

Quando você incorpora a tecnologia às atividades diárias, vai muito além do manejo de um celular para mandar emojis. Será capaz, por exemplo, de fazer a leitura correta de um monitor de pressão e cuidar melhor da saúde. Ou de usar sensores que monitoram sinais vitais. Na telemedicina, provavelmente, haverá um primeiro atendimento no qual conversará com robôs sobre os sintomas do mal-estar que está sentindo, para só depois ser admitido na consulta virtual. E saberá convidar os amigos para uma roda de chope, cada um na sua casa, na sua cidade – e até país – para uma reunião animada sem hora para acabar.

EMPRESAS TÊM QUE APRENDER A VALORIZAR A EXPERIÊNCIA

O mercado de trabalho entrou em crise por causa da pandemia do novo coronavírus, dificultando a colocação mesmo dos jovens. O desafio pode ser ainda maior para os idosos, com o enfrentamento do preconceito de serem um grupo de risco que o empregador terá que mandar para casa diante de uma epidemia semelhante. Seria um enorme retrocesso num cenário que parecia promissor: o mundo assistia, pela primeira vez em sua história, a cinco gerações diferentes no mercado de trabalho. Se a Covid-19 amplificar a discriminação, será indispensável incorporar políticas de inclusão para esse trabalhador sênior, que garantam a

diversidade nas empresas,
porque todos têm a ganhar
com a participação da mão
de obra madura.

No entanto, sobram estereótipos a serem combatidos,
e listo alguns: jovens seriam
mais motivados e aplicados no
desenvolvimento de novas habilidades; os mais velhos teriam
menos interesse em explorar ideias
e oportunidades e ficariam cansados facilmente. Pois um estudo da
London Business School provou que,
estatisticamente, essas conjecturas são
falsas, não se sustentam no dia a dia corporativo. Para mudar esse quadro, é necessário um esforço coletivo da sociedade.
Eu, por exemplo, decidi me insurgir contra o
termo "tsunami prateado" para referir-se ao
fenômeno da longevidade, que remete a uma
ameaça, como se fosse uma onda gigante que
devasta cidades inteiras. Idosos podem não ter
vigor físico equivalente, mas experiência e sabedoria compensam e as companhias que investem

em times intergeracionais se beneficiam com essa troca de talentos.

Ações positivas adotadas em outros países deveriam nos servir de farol nesse mar de incertezas. Na Alemanha, onde 21% da população têm mais de 65 anos, um trabalhador nessa faixa etária ainda é considerado bastante produtivo e as empresas têm investido em ergonomia para adaptar o ambiente para seus funcionários veteranos. Na indústria, onde há grande demanda física, a tecnologia está sendo utilizada para facilitar a vida desses colaboradores e retê-los. Esse é um exemplo de uma expressão relativamente recente: negócios *age ready*, ou seja, prontos, no sentido de acolhida, para o envelhecimento. Uma pauta que deveria estar no menu das discussões de diretorias antenadas.

Por aqui, vamos na direção oposta. A economista Ana Amélia Camarano, pesquisadora do Instituto de Pesquisa Econômica Aplicada (Ipea), estuda a relação entre envelhecimento e economia e já abordou a questão dos homens maduros que não trabalham, nem são aposentados, os "nem-nem". Mostrou que sua inatividade se dá porque o grupo é empurrado para fora do mercado. O aumento da idade mínima para ter o benefício da Previdência leva à necessidade de se debater a capacidade de absorver essa mão de obra, bem como as condições para que as pessoas permaneçam ativas por mais tempo. Hoje, para cada 100 em idade para trabalhar, há 44 indivíduos menores de 15 anos ou maiores de 64. Segundo o IBGE, essa proporção vai passar de 50% a partir de 2035 e aumentar para 67,2% em 2060. Também em 2060, um em cada quatro brasileiros terá mais de 65 anos. Podemos enxergar o copo meio vazio e lamentar o aumento com gastos de saúde e aposentadoria. Ou escolher o copo meio cheio e criar mecanismos para não descartar o capital intelectual dessa gente experiente.

5

Economia da longevidade

UM MERCADO QUE É UMA VERDADEIRA MINA DE OURO

Se você tivesse um negócio, não ficaria animado com um público cujo poder de compra global está na casa dos R$ 30 trilhões? No entanto, somente 1% dos gastos com inovação é voltado para atender às demandas desse grupo. A miopia do mercado leva a um desperdício de oportunidades porque não valoriza os consumidores acima dos 60 anos. Idosos respondem por cerca de 30% da renda no Japão; nos Estados Unidos, o percentual está na casa dos 24%. A American Association of Retired Persons (AARP), a poderosa associação que congrega quase 40 milhões de aposentados norte-americanos, tem uma pesquisa sobre a força da economia da longevidade naquele país, mostrando que o contingente dos 50+ tem um papel fundamental no crescimento econômico. Para cada dólar gasto no país, 56 centavos saíram de suas carteiras. Mesmo com as dificuldades que o Brasil enfrenta, os mais velhos detêm algo em torno de 15% da renda nacional.

Só que, entre os 60 e os 90 anos, há diferentes tipos de consumidores, com demandas bem distintas – de gente ativa e cheia de vigor a indivíduos fragilizados. Para os *designers* e a indústria de um modo geral, é um prato cheio: esse público quer produtos de qualidade, mas também bonitos e de fácil manuseio. Quer embalagens que possam ser abertas sem contorcionismos e que tragam informações nutricionais (além da data de validade) num tamanho de letras legível. Quer serviços compatíveis com seus desejos e necessidades, seja em finanças, entretenimento ou moda. E, em hipótese alguma, quer ser tratado de forma indulgente e infantilizada.

O termo *gerontecnologia*, que engloba estudos, experimentos e invenções que unam envelhecimento e tecnologia, ainda não ganhou as ruas, mas está na agenda das empresas do Vale do Silício, que reúne os gigantes do setor. Um exemplo é o segmento dos dispositivos de emergência, que conecta idosos a centrais de monitoramento e vem crescendo 6% ao ano. O aparelho aciona o socorro e sua rapidez pode salvar uma pessoa que tenha sofrido uma queda severa. A telemedicina é uma nova fronteira cuja expansão deverá ser explosiva nos próximos anos. Não se trata apenas de realizar consultas virtuais, mas também de manter o idoso ativo, controlar uma dieta saudável e engajá-lo a adotar hábitos para a prevenção de enfermidades. No ambiente doméstico assistido, é possível fazer o monitoramento remoto com dispositivos para acompanhar a atividade física, as condições de saúde e a segurança dos indivíduos dentro de casa e no seu entorno. Esses sensores de ambiente ou aqueles que podem inclusive ser vestidos (os chamados *wearables*) são capazes de registrar sinais vitais ou alterações atípicas. Além disso, interfaces inteligentes providenciariam informação, apoio e encorajamento para as pessoas deixarem de ser sedentárias.

CONSUMIDORES NÃO QUEREM MAIS SER INVISÍVEIS

O Massachusetts Institute of Technology (MIT), um dos mais conceituados centros de pesquisa do mundo, tem um laboratório dedicado ao envelhecimento. Chama-se AgeLab, e seu fundador e diretor, Joseph Coughlin, é um ativista da longevidade. Sua bandeira é explicar ao mercado que os novos velhos não se assemelham aos das gerações anteriores e querem todos os paparicos que seu poder de consumo lhes dá direito. O primeiro erro é pensar que a velhice não passa de um quadro de problemas médicos a serem solucionados. Na verdade, é um estágio cada vez mais longo da nossa trajetória e que, devido à sua extensão, merece uma abordagem diferente. Idosos podem ter diversas doenças crônicas, mas, se elas estão sob controle, essas pessoas querem fazer coisas que nada tenham a ver com as enfermidades. A tecnologia deveria ser usada para ampliar a vida social, a criatividade, o aprendizado, ou mesmo garantir boas risadas. Outra impressão equivocada é a criação de produtos com um *design* totalmente desprovido de charme. Envelhecimento não é sinônimo de perda do senso estético!

Por aqui, o público maduro está associado a lojas de artigos médicos. Mesmo nessa área, as opções são limitadas. Há um amplo território a ser explorado no que diz respeito a itens que facilitem o dia a dia do idoso independente, mas que apresenta algumas limitações. Considerando que quase metade dos adultos acima de 65 anos tem artrite, atividades simples se tornam penosas, mas o comércio ainda está a anos-luz de distância desse público. Faço uma pequena lista de produtos que deveriam estar disponíveis nas prateleiras de supermercado e nas grandes lojas: suporte para calçar meias, gancho para abotoar camisas, pinças de pressão para apanhar objetos que estão no chão e que auxiliam quem tem dificuldade para se vestir, revestimento de espuma para facilitar o manuseio de talheres, canetas e escovas de dentes. Há também um arsenal de apetrechos para transformar a cozinha num local mais seguro: luvas resistentes a cortes de faca, protetores para as grelhas do forno, abridores de tampas que não exigem esforço, adaptador para pegar e girar botões de aparelhos elétricos, como forninhos ou micro-ondas. Há idosos que abrem mão de usar a cozinha por causa da dor que pequenas tarefas provocam. Outros passam a se sentir desajeitados ao derrubar objetos e recebem até recriminações dos familiares. As comodidades do século XXI têm que estar disponíveis para todos.

Numa sociedade que endeusa a juventude, o envelhecimento ainda é mais duro para as mulheres. O mercado parece não enxergar que há vida (afetiva, sexual, social, profissional e financeira) na maturidade e velhice – gente com poder de compra, experiente e exigente. Há artigos e fórmulas de todo tipo que ensinam como ficar fabulosa depois dos 50 ou exaltam a figura da "vovó gata". Isso é o oposto de lidar bem com o tempo. O amadurecimento ensina, entre outras coisas, a não se tornar escravo da opinião alheia, o que é libertador. A atriz Frances McDormand, que já passou dos 60 anos, costuma dizer que seu rosto é um mapa e uma cirurgia plástica apagaria sua história. Aos poucos, revistas femininas vêm abandonando a expressão "produtos antienvelhecimento", como se o objetivo da bilionária indústria de cosméticos fosse combater uma enfermidade. É um começo...

ARQUITETURA A SERVIÇO DA LONGEVIDADE

Quem se acha muito novo para se preocupar com uma casa adaptada, faça esse exercício pensando nos pais, nos idosos da família ou das suas relações afetivas. Mas depois pense em si mesmo, daqui a 30, 40 ou 50 anos. Ainda que o indivíduo se mantenha independente, com o passar dos anos, o corpo dá sinais de desgaste: a acuidade visual é menor, assim como o equilíbrio, a flexibilidade e a resistência física. Ninguém estranha os cuidados para proteger uma criança pequena, quando isolamos tomadas ou retiramos móveis com quinas pontiagudas. O envelhecimento também demanda zelo semelhante, principalmente porque a maioria gostaria de viver em sua residência pelo maior tempo possível, e a arquitetura apresenta solução para boa parte dos problemas. O ideal é preservar o ambiente ao qual a pessoa está acostumada, por isso comece pela entrada: maçanetas devem ser em forma de alavanca, que podem ser manipuladas mais facilmente que as de formato redondo. A largura das portas tem que permitir a passagem de uma cadeira de rodas – pode-se remover os batentes para ganhar espaço extra. Tapetes soltos são terminantemente proibidos e os pisos precisam ser antiderrapantes. O nível de iluminação tem que ser maior que o normal, de preferência com vários pontos de menor intensidade em vez de um único. Fios são responsáveis por quedas, e o melhor é embuti-los na parede ou envolvê-los em canaletas presas nos rodapés.

No quarto, é importante se assegurar que quem se sentar na beirada da cama consiga apoiar os pés no chão. Os interruptores devem ficar junto ao leito e em local acessível para quem está deitado. A mesa de cabeceira tem que estar mais alta em relação à cama, evitando que durante o sono o idoso role sobre o móvel ou derrube os objetos em cima dele. Fixar a mesinha no chão aumenta a segurança, porque ela funcionará como apoio quando a pessoa se levantar. Se houver abajur, que esteja fixado à mesa ou na parede, e não custa deixar uma lanterna na gaveta.

O banheiro é, potencialmente, o lugar de maior risco de quedas, e a instalação de barras de segurança é fundamental. Apesar de as construções modernas terem roubado espaço do cômodo, ele deve ser largo o bastante para acomodar a entrada de uma cadeira de rodas e de outra pessoa ao mesmo tempo. No boxe, é recomendável o uso adicional de faixas adesivas antiderrapantes, mais higiênicas que os tapetes emborrachados e que podem ser substituídas com facilidade. Saboneteiras devem ser trocadas por recipientes para sabonetes líquidos, presos à parede, evitando-se prateleiras de vidro e detalhes salientes ou cortantes. Por fim, mas não menos importante: portas que se abrem para fora permitem acesso rápido em caso de emergência.

No entanto, a questão não é apenas como transformar o interior, mas o próprio conceito de moradia. O arquiteto alemão Matthias Hollwich, radicado nos Estados Unidos, é professor da Universidade da Pensilvânia e autor do livro *New aging: live smarter now to live better forever* (*O novo envelhecimento: viva de forma mais inteligente agora para viver melhor para sempre*). Seu trabalho prioriza projetos com o objetivo de integrar gente, tanto que é um crítico das comunidades segregadas. O segredo é criar áreas de convivência, para que as pessoas se vejam, se encontrem, socializem. Por exemplo, em vez de criar uma portaria enorme e vazia nos prédios, por que não um café no *lobby*? Em vez do isolamento, espaços comunitários, compartilhados.

O modelo de *cohousing* surgiu na Dinamarca na década de 1960, mas ainda não ganhou musculatura por aqui, até porque esbarra em restrições financeiras da população. A disposição das residências é feita para facilitar a proximidade de seus moradores, com áreas de lazer comunitárias, mas também com a garantia de privacidade. A Vila ConViver, por exemplo, foi projetada para docentes da Unicamp, aposentados ou em vias de se aposentar, com esse perfil: você socializa quando quiser e, até pelas afinidades profissionais do grupo, há um sentimento de coletividade e pertencimento.

Embora eu defenda fervorosamente que idosos não devam viver segregados, a perda de independência e autonomia pode chegar a um ponto no qual se torna inviável permanecer na própria casa e continuar aproveitando a vida do bairro e da cidade. Temos um enorme caminho pela frente em relação às instituições de longa permanência, como são chamados os antigos asilos ou casas de repouso, no Brasil. É preciso que se transformem em ambientes que estimulem seus moradores, mesmo que tenham limitações. Fiquei fã do *The Green House Project*, criado pelo geriatra Bill Thomas e elogiado por jornais como *The New York Times* e *The Washington Post*. Adotado em mais de 20 estados nos EUA, o projeto utiliza casas para manter o ambiente familiar. O espaço de convivência é o coração da residência. Ali ficam a sala de estar, a de jantar e a cozinha. A mesa é comunitária, para que todos estejam juntos, com um toque de delicadeza: apesar de longa, é estreita, para que as pessoas possam ouvir quem está sentado à sua frente. Os quartos são individuais, com banheiro, e os ocupantes podem decorá-los como desejarem.

O QUE É UMA CIDADE AMIGA DOS IDOSOS

Da moradia para o bairro, o município, o estado, o país. O Rio de Janeiro fez parte do lançamento do projeto *Cidade Amiga do Idoso*, criado, em 2005, pela OMS. Um de seus idealizadores foi o médico brasileiro Alexandre Kalache, uma das maiores autoridades mundiais em longevidade, e o objetivo da iniciativa era ouvir os próprios idosos sobre suas necessidades e os serviços que deveriam ser oferecidos para que a cidade se tornasse mais acolhedora para eles. Hoje, algumas centenas de cidades no mundo, que tomaram as providências listadas no manual produzido pela OMS, integram essa rede. O Brasil está longe de ostentar um número minimamente razoável de cidades amigas dos idosos: Veranópolis e Porto Alegre, no Rio Grande do Sul, são as únicas representantes nacionais nesse seleto clube.

Como ganhar uma estrelinha dessas no boletim? Dando voz a este grupo, através de conselhos municipais, para que suas reivindicações sejam acatadas, e trabalhando em oito frentes: transporte; moradia; participação social; respeito e inclusão social; participação cívica e emprego; comunicação e informação; apoio comunitário e serviços de saúde; espaços abertos e prédios adaptados. Isso não se constrói num estalar de dedos e a sociedade precisa se engajar para que sejam criadas políticas públicas com essa finalidade.

Enquanto ficamos cada vez mais para trás no que diz respeito à qualidade do envelhecimento,

no exterior vem crescen-
do um outro movimento:
o das cidades amigas da
demência. Há mais de 200
comunidades na Inglaterra e
no País de Gales, com iniciativas para facilitar o dia a dia
dos indivíduos com limitações.
Lojas e bancos, por exemplo,
treinam seus funcionários para
reconhecer sinais de declínio cognitivo e ajudar os consumidores.
Basta olhar um pouco mais para a
frente e ver que se trata de uma corrida contra o relógio: hoje há cerca de
50 milhões de pessoas afetadas pela
doença, e a OMS estima que, em 2050,
esse número vai triplicar. Londres quer
se tornar a primeira capital amiga da demência. Em Manchester, os motoristas de
táxi foram treinados para reconhecer sinais
do problema e dar assistência especial aos
doentes. Bruges, na Bélgica, tem dezenas de lojas
comprometidas com a causa e seus funcionários
auxiliam idosos que estejam em dificuldade
para achar o que procuram ou fazer o pagamento.

6

Conclusão: Velhice não é defeito que precise de conserto

Adoro a frase que dá nome a esta seção, mas não é criação minha. Eu a ouvi da médica geriatra Karla Giacomin, que se vale do bom humor para pôr o dedo na ferida: o envelhecimento é visto como um distúrbio, uma falha a ser corrigida. Um contratempo a ser prevenido. Repito o que escrevi no começo do livro: a velhice é o espaço/tempo no qual nos encontraremos, os

que formos afortunados
de chegar lá. Por isso,
convido todos para uma
cruzada contra o precon-
ceito, pensando nas próximas gerações, que viverão
ainda mais: são elas que se
beneficiarão se trocarmos as
lentes míopes e ajustarmos o
foco. Esse será nosso legado.
O termo *ageism*, que significa "preconceito contra os
mais velhos", foi criado em 1969
pelo psiquiatra norte-americano
Robert Butler. Aqui os puristas
não gostam do aportuguesamento
ageísmo, adotando etarismo ou ida-
dismo. Os radicais preferem geron-
tofobia. Questões semânticas à parte,
na vida real, frases que são ditas ou
ouvidas nas ruas e dentro dos
lares destroem a autoestima:
"está gagá", "lugar de velho é em casa". Vão além:
determinam que não

há lugar para o idoso na sociedade, exigem que ele saia de cena e se torne invisível. Irônico é que a atitude nem sempre é grosseira. Há formas veladas, até "bem-intencionadas" na aparência, que mascaram a rejeição. Uma delas é infantilizar o indivíduo, falando com ele de forma tatibitate ou usando expressões como "vozinho" ou "vovozinha".

Como confrontar tal estado de coisas? Em primeiro lugar, ter consciência de que a discriminação existe e não permitir que ela aconteça. Em segundo, não minimizar ou deixar de se manifestar quando for vítima ou testemunha dela. Quem tem o privilégio de não sofrer preconceito tem também um bom motivo, até uma obrigação, para se engajar: evitar que outros passem por ultrajes e

sofram abusos. Ações
afirmativas começam
assim: exigindo respeito
e dignidade. Os estereótipos que envolvem a velhice
são uma construção social e demandam um esforço de toda a sociedade para serem desmantelados.
A HelpAge International é uma
rede global de organizações que
luta pelos direitos dos mais velhos.
Uma das principais campanhas é
fazer com que a ONU tenha uma
convenção sobre os direitos dos
idosos, assim como há docu-
mentos específicos para as
crianças e as mulheres. Esse
seria um instrumento capaz
de estabelecer parâmetros
que ajudariam a combater
o preconceito que enve-
nena o mundo inteiro.
Hoje, cada país faz, ou
não, o que quer.

Há múltiplas frentes de batalha. No campo da saúde, o estereótipo prevalente é de que envelhecimento é sinônimo de decadência física – num mundo que põe a juventude num pedestal, é quase um pecado mortal. Quanto maior for o avanço para termos idosos ativos e saudáveis, mais chances de desconstruir a imagem negativa que acompanha a velhice, mas é fundamental que as pessoas se cuidem e, paralelamente, se mobilizem para cobrar ações efetivas do governo.

A segunda frente é a do convívio intergeracional: quanto mais jovens e velhos conviverem, menor será a carga de intolerância, porque a interação alimenta a empatia, a capacidade de se ver no lugar do outro. A ideia de

segregar gerações é vis-
ta como benéfica, como
se fosse "proteger" os an-
ciãos. Entretanto, acadê-
micos, políticos e o público
de um modo geral conside-
ram outros tipos de segregação (como a racial, por exemplo) extremamente maléficos.
Por que seria diferente com os
idosos? Isso só concorre para
aumentar sua invisibilidade.
Chegamos à legislação: boas
leis mudam opiniões e compor-
tamentos. O Estatuto do Idoso se
mostrou eficaz em diversos campos, mas temos que ir além. Com o
aumento da expectativa de vida,
temos adultos produtivos que estão
sendo descartados pelo mercado
de trabalho mesmo que tenham
ainda muito para contribuir.
O estereótipo de que tra-
balhadores maduros são
menos eficientes e não

têm intimidade com tecnologia continua firme e forte no mundo corporativo, e talvez esse tipo de preconceito tenha que estar sob a lente da justiça.

Por último, o ambiente social, a arena na qual é preciso estimular uma militância para derrubar muros. Os últimos 100 anos assistiram a uma revolução. Grupos que antes eram estigmatizados ganharam voz e, embora os avanços não tenham resolvido todos os problemas, mudaram bastante o panorama, como mostram ações afirmativas ou a legalização do casamento entre pessoas do mesmo sexo.

No entanto, essa foi uma revolução de grupos específicos e não incluiu os velhos. Agora é hora dessa militância entrar em cena. Ela diz respeito a todos nós.

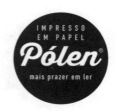

GRÁFICA PAYM
Tel. [11] 4392-3344
paym@graficapaym.com.br